Neuropsychologie des chronischen Schmerzes

Fortschritte der Neuropsychologie
Band 22

Neuropsychologie des chronischen Schmerzes

Prof. Dr. Dr. h.c. Dr. h.c. Herta Flor, Prof. Dr. Stefan Lautenbacher,
Prof. Dr. Miriam Kunz

Herta Flor
Stefan Lautenbacher
Miriam Kunz

Neuropsychologie des chronischen Schmerzes

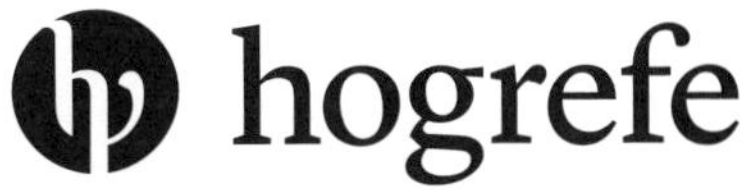

Prof. Dr. Dr. h.c. Dr. h.c. Herta Flor, geb. 1954. 1984 Promotion, 1990 Habilitation. Seit 2000 ist sie Inhaberin des Lehrstuhls für Neuropsychologie und Klinische Psychologie an der Medizinischen Fakultät Mannheim der Universität Heidelberg und wissenschaftliche Direktorin des gleichnamigen Instituts am Zentralinstitut für Seelische Gesundheit in Mannheim. Arbeitsschwerpunkte: Psychobiologie und interdisziplinäre Therapie psychischer Störungen sowie Lernen und Hirnplastizität.

Prof. Dr. Dr. habil. Stefan Lautenbacher, geb. 1956. 1990 Promotion, 1997 Habilitation. Seit 2001 ist er Professor für Physiologische Psychologie an der Universität Bamberg. Arbeitsschwerpunkte: Schmerz, Alter, Demenz.

Prof. Dr. Miriam Kunz, geb. 1977. 2006 Promotion, 2012 Habilitation. Seit 2019 ist sie Professorin für Medizinische Psychologie und Soziologie der Universität Augsburg. Arbeitsschwerpunkte: Schmerz, Mimik und Demenz.

Bibliografische Information der Deutschen Nationalbibliothek
Die Deutsche Nationalbibliothek verzeichnet diese Publikation in der Deutschen Nationalbibliografie; detaillierte bibliografische Daten sind im Internet über http://dnb.dnb.de abrufbar.

Hogrefe Verlag GmbH & Co. KG
Merkelstraße 3
37085 Göttingen
Deutschland
Tel. +49 551 999 50 0
Fax +49 551 999 50 111
info@hogrefe.de
www.hogrefe.de

Satz: Sabine Rosenfeldt, Hogrefe Verlag GmbH & Co. KG, Göttingen
Druck: mediaprint solutions GmbH, Paderborn
Printed in Germany
Auf säurefreiem Papier gedruckt

1. Auflage 2021

(E-Book-ISBN [PDF] 978-3-8409-2246-6; E-Book-ISBN [EPUB] 978-3-8444-2246-7)
ISBN 978-3-8017-2246-3
https://doi.org/10.1026/02246-000

Inhaltsverzeichnis

1 Definition und Erscheinungsbild chronischer Schmerzen

1.1 Definition

Schmerz setzt sich immer aus psychologischen und somatischen Komponenten zusammen

Obwohl die Auseinandersetzung mit dem Phänomen Schmerz eine lange Tradition in der Menschheitsgeschichte hat, hat sich eine genaue begriffliche Klärung als schwierig erwiesen. In einem Versuch, eine gemeinsame Sprachregelung zu finden, charakterisierte die 1973 gegründete International Association for the Study of Pain (IASP) Schmerz als „unangenehmes Sinnes- und Gefühlserlebnis, das mit aktueller oder potenzieller Gewebeschädigung verknüpft ist oder der damit verbundenen Erfahrung ähnlich ist" (Raja et al., im Druck, S. 2). Diese Definition bringt zum Ausdruck, dass – obwohl eine Gewebeschädigung oft ein wesentlicher Teil der Schmerzerfahrung ist – Schmerz nicht notwendigerweise darauf beruht. Tatsächlich treten vor allem chronische Schmerzen oft in Abwesenheit einer identifizierbaren Pathologie auf. Zudem weist diese Definition darauf hin, dass die emotionale Komponente ein integraler Bestandteil der Schmerzerfahrung ist („Schmerz ist ein unangenehmes (...) Gefühlserlebnis"). Jedoch berücksichtigt diese Definition nicht die Verhaltenskomponente, die ein wichtiger Bestandteil der Schmerzerfahrung ist. Schmerz wird heute als komplexe Reaktion verstanden, die auf verbal-subjektiver, motorisch-verhaltensbezogener und organisch-physiologischer Ebene beschrieben werden kann (Flor, 1991). Und obwohl Schmerz nicht unmittelbar mit nozizeptivem Input einhergehen muss, hat er dennoch immer physiologische Antezedenzien und Konsequenzen (Flor, Birbaumer & Turk, 1990). Obwohl Schmerz sich immer auf allen drei Reaktionsebenen manifestiert, besteht je nach Art des Schmerzes und Kontext ein unterschiedliches Ausmaß an Kohärenz zwischen diesen Reaktionsebenen.

Ein bedeutsamer Wechsel in der traditionellen Sicht von Schmerz ergab sich durch die 1965 von Melzack und Wall postulierte Tor-Kontroll-Theorie („gate control theory") des Schmerzes, die davon ausgeht, dass der nozizeptive Einstrom schon auf der Ebene des Rückenmarks von aufsteigenden und absteigenden Bahnen moduliert wird (Melzack & Wall, 1965). Wichtiger als physiologische Aspekte der Theorie war das neue Konzept von Schmerz: Schmerz wurde als ein multidimensionales Phänomen gesehen, das von afferenten und efferenten Nervenimpulsen auf der Ebene des Rückenmarks moduliert wird und neben der sensorisch-diskriminativen auch eine motivational-affektive und eine kognitiv-bewertende Komponente hat. So erhielten psychologische Faktoren bei der Schmerzerklärung eine ebenso wichtige Rolle wie physiologische Variablen. Die Tor-Kontroll-Theorie hat somit auch die Unterscheidung von somatogenen und psychogenen Schmerzen obsolet gemacht, weil psychologische und somatische Faktoren in der Schmerzentstehung immer interagieren und nicht sich gegenseitig ausschließende Schmerzursachen sind.

1.1.1 Definition chronischer Schmerzen

Definition chronischer Schmerzen

Die Unterscheidung chronischer und akuter Schmerzen ist wichtig und sinnvoll, weil chronischer Schmerz keine Warnfunktion mehr hat, sondern selbst zu erheblichen Einschränkungen für das Individuum führt und besonderer Behandlung bedarf. So sind chronische Schmerzen im Vergleich zu akuten Schmerzen oft nicht gut lokalisierbar, können trotz Intervention andauern und lassen sich nicht immer durch eine Organpathologie erklären. Auch führen sie meist weniger zu Angstzuständen, sondern vielmehr zu Gefühlen der Hilflosigkeit, Depression und Irritabilität (Banks & Kerns 1996; Gatchel & Turk 1999); als Folgen treten oft Inaktivität, Medikamentenmissbrauch und schließlich Invalidität auf. Obwohl die Unterscheidung von akuten und chronischen Schmerzen wichtig ist, ist die klare Abgrenzung oftmals schwierig.

Chronische Schmerzen werden im wissenschaftlichen und klinischen Bereich immer noch häufig über die Zeit definiert, so dass der kritische Wert der Schmerzdauer von 6 (oder auch von 3) Monaten in „akut" oder „chronisch" einteilt. Da Zeit das alleinige Kriterium darstellt, wird die Multidimensionalität des Schmerzgeschehens dabei jedoch nicht berücksichtigt. Auch folgende bekannte Definition von Bonica (1953, S. 1533) „Chronischer Schmerz wird definiert als der Schmerz, der über den normalen Heilungsprozess hinaus persistiert" (Übersetzung der Autoren) ist wenig brauchbar, da es keine Normen für das sogenannte normale Heilen gibt und sich chronische Schmerzen nicht immer aus einem akuten Problem entwickeln. Allein zeitliche Kriterien für die Definition chronischer Schmerzen heranzuziehen, scheint problematisch, weil es eigentlich um die in bestimmten Zeitintervallen ablaufenden pathophysiologischen Prozesse geht, wofür auch immer die individuelle Vulnerabilität zu berücksichtigen ist. Bei Kindern können schon wenige, relativ schwache Noxen, die bei Erwachsenen ohne Konsequenz blieben, zu dauerhaften Veränderungen im Schmerzsystem führen. Posttraumatische Zustände, z. B. bei Schädel-Hirn-Trauma, können hingegen zu einer solchen Häufung und Intensivierung nozizeptiver Prozesse führen, dass es auch bei Erwachsenen schon in kurzer Zeit zu langfristigen Veränderungen kommen kann. Bestimmte Schmerzen wie Migräne treten attackenartig auf und halten nie dauerhaft für 6 Monate an und werden dann lediglich aufgrund ihres rekurrierenden Charakters als „chronisch" bezeichnet. Dies sind nur einige Beispiele, die die alleinige Verwendung eines Zeitkriteriums problematisch erscheinen lassen. Man kann auf dieses Definitionsproblem wie die schon genannte IASP (Merskey & Bogduk, 1994, S. XII) reagieren: „Berücksichtigt man die vielen Unterschiede in dem Zustand, der chronischer Schmerz genannt werden kann, scheint es das Beste zu sein, Flexibilität bei der Einstufung von Patienten zu erlauben und sich auf die Diagnosen in der jeweils spezifischen Situation zu beziehen" (Übersetzung der Autoren). Man kann aber auch noch weiter nach etwaigen Gemeinsamkeiten von Patienten mit langen Schmerzkarrieren fahnden. Chronifizierung bedeutet immer eine Ausweitung der Symptomatik auf den verschiedenen Reaktionsebenen von Schmerz. So treten zumeist weitere körperliche Beschwerden auf (organisch-physiologische Ebene), die psychische Belastung nimmt zu (verbal-subjektive Ebene), das Verhalten engt sich immer mehr auf Schmerzbewältigungsversuche ein, und die soziale Umwelt verarmt (motorisch-verhaltensbezogene Ebene). Solchen Entwicklungen Rechnung tragend haben Von Korff et al. (1992) mit einem Schmerzgraduierungsmodell einen Chronifizierungsfaktor durch die stufenweise Berücksichtigung der Schmerzintensität und der schmerzbedingten Behinderungen zu operationalisieren versucht (siehe Tabelle 1).

Tabelle 1: Schweregrad-Stufen nach Von Korff et al. (1992)

0	Kein Schmerz
1	Geringe Schmerzintensität, geringe schmerzbedingte Beeinträchtigung
2	Hohe Schmerzintensität, geringe schmerzbedingte Beeinträchtigung
3	Hohe schmerzbedingte Beeinträchtigung, mäßig limitierend
4	Hohe schmerzbedingte Beeinträchtigung, stark limitierend

Dieses Modell stellt aber eher einen Schmerzschwereindex als einen Chronifizierungsindex zur Verfügung. Gerbershagen und Schmitt (1995) versuchten mit den Dimensionen der zeitlichen (Häufigkeit, Dauer, Wechsel) und räumlichen (Anzahl der Schmerzorte) Schmerzausbreitung, der Medikamenteneinnahme (Häufigkeit, ggf. Abhängigkeit) und der Patientenkarriere (Arztwechsel, Krankenhausaufenthalte, Operationen, Rehabilitationsmaßnahmen) Chronifizierung zu charakterisieren. Obwohl hier eine Vielzahl von relevanten Dimensionen Berücksichtigung findet, sieht man auf den ersten Blick, dass das psychologische Chronifizierungsgeschehen fehlt. Dies muss an Beispielen genügen, um zu zeigen, dass man die Frage nach „akut" oder „chronisch" nicht einfach Chronos, dem Gott der Zeit, stellen darf; sondern neben der Dauer des Schmerzes zumindest noch die Intensität, räumliche Schmerzausbreitung und die schmerzbedingte Beeinträchtigung miteinbeziehen sollte.

Merke

Die gebräuchlichen Definitionen des chronischen Schmerzes orientieren sich an Zeitkriterien (meist 3 oder 6 Monate). Dieses Vorgehen berücksichtigt nicht die eigentlichen Chronifizierungsprozesse, die aber oft noch unbekannt und schwer zu erfassen sind.

1.2 Klinisches Erscheinungsbild

1.2.1 Klassifikation chronischer Schmerzsyndrome

Klassifikation chronischer Schmerzsyndrome

Neben den Schwierigkeiten bei der Definition chronischer Schmerzen über die Zeit gestaltet sich auch die Beschreibung des klinischen Erscheinungsbildes aufgrund der Vielfalt chronischer Schmerzsyndrome schwierig. Man kann versuchen, mit Hilfe von syndrombeschreibenden Klassifikationen wesentliche Aspekte chronischer Schmerzsyndrome zu erfassen. Die IASP publizierte eine Klassifikation, die auf 5 Achsen basiert: der betroffene Körperteil, das betroffene System (z.B. Muskel), zeitliche Charakteristika des Schmerzes, Schmerzintensität und vermutete Ätiologie. Die IASP-Klassifikation weist über 300 multiaxiale Codes auf, mit denen man Schmerzen charakterisieren kann. Jedoch sind einzelne Aspekte (v.a. ätiologische Faktoren) wenig reliabel, viele Kategorien (z.B. „dysfunktional") auch wenig aussagekräftig. Die IASP-Klassifikation enthält eine Kategorie „psychogener Schmerz" mit den Untergruppen „Muskelspannungsschmerz", „paranoider oder halluzinierter Schmerz" und „hysterischer oder hypochondrischer Schmerz". Diese Definition ist problematisch, da sie der Multidimensionalität des Schmerzes nicht entspricht und die Rolle psychologischer Faktoren auf ein „Entweder-oder" reduziert. Gängige Klassifikationssysteme tragen diesem Umstand zunehmend Rechnung. So wurde im ICD-10 (International Classification of Diseases) die Kategorie der „anhaltenden Schmerzstörungen" (F45.40; Dilling, Mombour & Schmidt, 1991) definiert. Zusätzlich wurde 2009 die Diagnose F45.41 „Chronische Schmerzstörung mit somatischen und psychischen Faktoren" in der ICD-10-GM-Version eingeführt. Diese ist charakterisiert durch andauernde und beeinträchtigende Schmerzen, die den emotionalen Zustand und die funktionellen Möglichkeiten einer Person beeinflussen (Rief et al., 2009). Eine erweiterte Definition ist für ICD-11 unter dem Arbeitstitel „primärer chronischer Schmerz" geplant. Im DSM 5 (Diagnostic and Statistical Manual for Mental Disorders; American Psychiatric Association, 2013) wurden unter der Kategorie „Somatische Belastungsstörungen und Verwandte Störungen" auch Schmerzstörungen subsumiert, die zuvor unter dem Begriff der „somatoformen Störungen" klassifiziert waren. Diese Störungen sind durch somatische Symptome gekennzeichnet, die mit deutlichem Leid und Beeinträchtigungen einhergehen. Damit wurde eine Positivsymptomatik eingeführt, die die Abwesenheit einer medizinischen Erklärung ersetzt. Die Diagnostik basiert auf positiven Zeichen und Symptomen auf der Grundlage belastender körperlicher Symptome sowie gestörter Gedanken, Gefühle und Verhalten als Reaktion auf die Symptome. Durch die Berücksichtigung affektiver, kognitiver und verhaltensbezogener Komponenten in den diagnostischen Kriterien nähert sich die Klassifikation verhaltensmedizinischen Zielvorstellungen an.

Multiaxiale Schmerzklassifikation (MASK) mit einer somatischen und einer psychosozialen Dimension

Insbesondere mit dem Ziel der Integration somatischer und psychosozialer Aspekte wurde Ende der 80er Jahre von Arbeitsgruppen innerhalb der Deutschen Gesellschaft zum Studium des Schmerzes e.V. eine multiaxiale Schmerzklassifikation entwickelt (MASK; Hildebrandt et al., 1992). Das MASK umfasst eine somatische Dimension (MASK-S) sowie eine psychosoziale Dimension (MASK-P). Unter weitgehendem Verzicht auf Kausalzuordnungen beinhaltet die MASK-S einen deskriptiv gestalteten Diagnosekatalog für die in Schmerzambulanzen häufig vorkommenden Schmerzsyndrome und ein Achsensystem zur Kodierung zusätzlicher schmerzrelevanter medizinischer Informationen. Eine MASK-S-Diagnose umfasst zunächst einen 5-ziffrigen Kode (Ziffer 1: Zugehörigkeit zu einer Schmerzgruppe (z. B. Rückenschmerzen, Kopfschmerzen etc.); Ziffer 2: Differentialdiagnose (z. B. Migräne vs. Spannungskopfschmerz); Ziffer 3: mögliche organische Ursache (z. B. spinale Stenose); Ziffer 4 und 5: Ätiologie und Genese), wobei prinzipiell die Möglichkeit besteht, bei fehlenden Informationen oder Unklarheit die entsprechenden Ziffern mit einer Null zu kodieren. Zusätzlich können auf weiteren 6 Beschreibungsachsen quantitative und qualitative Angaben gemacht werden. Das Achsensystem der MASK-S dient zur Beschreibung der Schmerzlokalisation und -topographie, der zeitlichen Charakteristik, der Qualität des Schmerzes sowie der allgemeinen Genese und ermöglicht außerdem, relevante neurologische Zusatzbefunde zu berücksichtigen. Die MASK-P (Klinger, Hasenbring & Pfingsten, 2016) setzt sich aus einer phänomenologischen Beschreibung auf 10 Achsenebenen (motorisch-verhaltensbezogen, emotional, kognitiv, Metakognitionen, Stressoren, Trauma, Personenmerkmale, Stressverarbeitung, psychophysiologische Dysregulation, Konfliktverarbeitungsstil) und zwei Zusatzebenen (funktionale Zusammenhänge; ICD- bzw. DSM-Diagnose) zusammen. Für die Erfassung der einzelnen Variablen werden entsprechende Fragebogenverfahren vorgeschlagen. Diese Klassifikation schließt zwar somatische und psychologische Faktoren ein, jedoch wäre eine noch stärkere Orientierung an Mechanismen wünschenswert.

1.2.2 Beispiele chronischer Schmerzsyndrome

Beispielhafte Darstellung chronischer Schmerzen anhand von Rücken- und Kopfschmerzen

Bei den chronischen Schmerzsyndromen lassen sich unterschiedliche Typen differenzieren (vgl. Schmidt, Lang & Heckmann, 2011). So gibt es persistierende „gutartige" (keine Lebensbedrohung) Schmerzsyndrome mit wenig Fluktuation wie zum Beispiel manche Arten von chronischen Rückenschmerzen, die nicht auf eine fortschreitende Erkrankung zurückgehen. Chronischer Schmerz kann aber auch als Begleiterscheinung einer fortschreitenden Erkrankung bösartigen (z. B. Tumoren) oder gutartigen (z. B. Polyarthritis) Charakters auftreten. Diese Schmerzen können auch fluktuierend sein. Davon werden im Allgemeinen intermittierende Schmerzsyndrome abgegrenzt, die episodisch-regelmäßig (z. B. Menstruationsbeschwerden) oder episodisch-unregelmäßig (z. B. Migräneanfälle) auftreten. Die Unterscheidung „gutartiger" und „bösartiger" Schmerzen ist kritisiert worden, da alle chronischen Schmerzen mit Einschränkungen einhergehen und die Unterscheidung nichts über die Mechanismen aussagt. Erlaubt die Vielfalt auch nicht, das Erscheinungsbild aller chronischer Schmerzen vertieft zu beschreiben, sollen doch die häufigsten chronischen Schmerzformen, nämlich der chronische Rücken- und Kopfschmerz, zumindest etwas näher beschrieben werden.

Intermittierende Schmerzen treten episodisch auf

Mehr als 80 % der Menschen erleben in ihrem Leben Rückenschmerzen

Chronische Rückenschmerzen. Die Deutsche Schmerzgesellschaft (DGSS) gibt an, dass die meisten Menschen (mehr als 80 %) mindestens einmal im Leben an Rückenschmerzen leiden. Die meisten Betroffenen (ca. 95 %) erholen sich zwar in den nächsten Monaten, haben jedoch häufig erneute Rückenschmerzepisoden (20–40 % im nächsten Jahr, 85 % gerechnet über die gesamte Lebensspanne; Raspe 2012). Die Chronifizierungsrate scheint in den letzten Jahren zu steigen und lässt die Prävalenz von chronischen Fällen mittlerweile bei 15 % liegen. Rückenschmerzen sind daher einer der häufigsten Gründe für einen Arztbesuch und verursachen von allen chronischen Schmerzerkrankungen die größten volkswirtschaftlichen Schäden (Damm et al., 2016). So entstehen in Deutschland jedes Jahr durch Rückenbeschwerden hohe direkte (Behandlungskosten) und indirekte (eingeschränkte Arbeits-, Berufs- und Erwerbsfähigkeit) Krankheitskosten im zweistelligen Milliardenbereich. Das Spektrum der Schweregrade ist weit. Die Schmerzen können ihren Ausgangspunkt in allen Teilen des Stützgewebes des Rückens haben, also von den knöchernen Strukturen, Gelenken, Bandscheiben, Bändern und vor allem den Muskeln ausgehen. Obgleich ernsthafte Erkrankungen als Ursache der Rückenschmerzen möglich sind, handelt es sich in den meisten Fällen um eine Funktionsstörung, die bei den meisten Betroffenen nach relativ kurzer Zeit wieder verschwindet. In den meisten Fällen betreffen die Schmerzen den unteren Rücken. Typischerweise verstärken sie sich bei bestimmten Bewegungen oder Fehlhaltungen. Hinzu kommen häufig Bewegungseinschränkungen, Steifheit und Muskelverspannungen. Bei radikulärem Rückenschmerz kommen Schmerzausstrahlungen und Sensibilitätsstörungen in den Beinen dazu

(Raspe, 2012). Bei einer Reihe von Risikofaktoren erhöht sich die Wahrscheinlichkeit der Chronifizierung, worunter psychosoziale Faktoren häufig sind (siehe Tabelle 2).

Tabelle 2: Risikofaktoren für die Chronifizierung von Rückenschmerzen (modifiziert nach Keel et al., 2007).

	Risikofaktoren
Schmerzsymptomatik	Frühere Schmerzepisoden
	Schmerzausstrahlung ins Bein
	Zeichen einer Nervenwurzelreizung
Allgemeinbefunde	Schlechter allgemeiner Trainingszustand und insgesamt schlechte Gesundheit
	Starker Nikotinkonsum
	Alter > 50 Jahre
Psychosoziale Faktoren	Angst und Depressivität
	Geringe Selbstwirksamkeitserwartung bzw. ungünstige Selbstprognose
	Maladaptives Bewältigungsverhalten: Katastrophisieren, Hypervigilanz
	Belastende Lebensprobleme
	Ungünstige Lernfaktoren
	Belastende Arbeitssituation, Unzufriedenheit mit der Arbeit
	Geringe Schulbildung, unqualifizierte Arbeit
	Unsicherer Arbeitsplatz, Verlust der Arbeitsstelle, Rentenwunsch

Der Patient stellt – insbesondere beim bewegungsbezogenen Rückenschmerz – durch seine Bewältigungsbemühungen und die resultierende Schmerzreduktion bzw. Beeinträchtigung die Weichen für den weiteren Verlauf, also ob es zu einer schnellen Besserung kommt oder sich eine beginnende Chronifizierung ergibt. In diesem Sinne werden ein eher aktiv bewältigender Umgang mit dem Schmerz und ein eher passiv vermeidender Bewältigungsstil unterschieden. Letzterer zeichnet sich dadurch aus, dass die Patienten aus Angst vor zunehmenden Schmerzen jede Bewegung vermeiden und sich immer mehr aus ihrem gewohnten Alltag zurückziehen. Dieses Phänomen haben Vlaeyen und Linton (2000, 2012) auf der Basis früherer respondenter Schmerzmodelle (z.B. Lethem et al., 1983) in ihrem Furcht-Vermeidungs-Modell beschrieben und die auch für den Rückenschmerz wichtigen Konzepte des Schmerzkatastrophierens, der Schmerzangst und der Schmerzhypervigilanz thematisiert (vgl. auch Kapitel 2.2.2 und 2.2.4). Werden solche Mechanismen angestoßen, wird das Schmerzproblem längerfristig eher größer und die Chance auf eine Rückkehr in die schmerzfreie „Normalität" eher kleiner. Hierzu tragen zusätzlich respondentes, operantes und soziales Lernen von schmerzfördernden Verhaltensweisen bei (vgl. Kapitel 2.2.3). Daher ist es wichtig, bereits zu einem sehr frühen Zeitpunkt nach solchen psychosozialen Risikofaktoren zu fahnden und andere Bewältigungsstile zu fördern. Das aktive Bewältigen darf in seiner Wirkung aber nicht überschätzt werden, weil gerade bei hoch chronifizierten Schmerzen zunächst auch das Gegenteil, nämlich Akzeptieren des Schmerzes, geboten sein kann, bevor weitere Bewältigungsmaßnahmen ergriffen werden.

Primäre Kopfschmerzen gelten als eigenständige Erkrankung

Chronische Kopfschmerzen. Bei chronischen Kopfschmerzen sind die primären Kopfschmerzen von besonderer Bedeutung. Primäre Kopfschmerzen können nicht auf andere Krankheitsprozesse (z. B. Schädel-Hirn-Traumen) zurückgeführt werden und gelten somit als eigenständige Erkrankungen wie der chronische Schmerz allgemein. Die wichtigsten, weil häufigsten Vertreter diese Kategorie sind die Migräne (M) (6-Monats-Prävalenz: 11 %) und der Spannungskopfschmerz (6-Monats-Prävalenz: 31 %; Straube et al., 2013). Diese beiden primären Kopfschmerzformen unterscheiden sich in Lokalisation (M: einseitig), Art (M: pulsierend), Beeinträchtigungsgrad (M: stark interferierend), sowie dem Auftreten von Begleitsymptomen (M: z. B. Aura, Übelkeit, Photophobie; Straube & Gaul 2015). Wichtig ist zu wissen, dass alle Kopfschmerzen durch zu häufige Einnahme eines Schmerzmittels (mehr als zehn Tage pro Monat) stärker oder häufiger werden können. Man spricht dann von einem medikamenteninduzierten Kopfschmerz (Fritsche, 2011). Die Prävalenz von chronischen Kopfschmerzen in der Bevölkerung wird auf 3 % bis 5 % geschätzt, wobei auf die Migräne ca. 0,5 %, auf den Spannungskopfschmerz ca. 1,5 % und auf den medikamenteninduzierten Kopfschmerz etwa 1 % entfallen. Chronische Kopfschmerzen treten selten direkt auf (ca. 10 %), sondern entstehen häufig aus episodischen Vorformen (70 % aus einer Migräne und 20 % aus einem episodischen Spannungskopfschmerz).

Zerebrale Dishabituation und Störung des zentralen Serotoninmetabolismus entscheidend für Migräne

Wie entstehen Kopfschmerzen? Das Gehirn selbst ist schmerzunempfindlich. Nur die Hirnhäute und die darin verlaufenden Gefäße werden von einem Nerv, dem Nervus trigeminus, versorgt und sind somit in der Lage, Schmerzempfindungen hervorzurufen. Wie der Kopfschmerz genau entsteht, ist für die meisten Formen noch nicht endgültig geklärt. Die Migräne scheint jedoch schon am besten verstanden. Entscheidend für die Migräne scheinen eine zerebrale Dishabituation (kein Nachlassen bzw. ein schnelles Wiederaufleben von neurophysiologischen Reaktionen bei wiederholter Reizexposition) und eine Störung des zentralen Serotoninmetabolismus zu sein (Schürks & Diener, 2008). Auf dieser Grundlage sind vielfältige Auslösereize (Trigger) in der Lage, eine Attacke auszulösen. Initial werden oft unspezifische Vorboten berichtet, die häufig von einer Aura gefolgt sind, meist in Form visueller Reizsymptome. Im Gehirn kommt es dabei zu einer drastischen Reduktion der Exzitationsschwelle, die langsam immer weitere Areale erfasst („Cortical Spreading Depression"). Dieser Zustand geht mit einer Aktivierung des trigeminovaskulären Systems einher und stellt den eigentlichen Auslöser des Schmerzgeschehens dar. Der typische halbseitige pulsierende Kopfschmerz wird dann durch eine neurogene Entzündung im Bereich der Meningen (Hirnhäute) hervorgerufen (Schürks & Diener, 2008).

Die Entstehung der Spannungskopfschmerzen ist, obwohl es sich um eine häufige Störung handelt, bis jetzt nicht geklärt (de Tommaso & Fernández-de-las-Penas, 2016; Houy-Schäfer & Grotemeyer, 2004). Möglicherweise gibt es auch verschiedene Ursachen, die zu dieser Kopfschmerzart führen. Die gängigste Vorstellung zurzeit geht von einer erhöhten Anspannung der Nackenmuskulatur aus, die bei häufigem Auftreten zu einer zentralen Sensitivierung führt. Die Veränderungen in den Muskeln sind jedoch meist nur funktionell und nicht obligatorisch. Alternativ wird auch eine Störung der endogenen Schmerzhemmung angenommen, die auch das trigeminale System betrifft (de Tommaso & Fernández-de-las-Penas, 2016).

Psychosoziale Faktoren wichtig bei primären Schmerzen

Psychosoziale Faktoren spielen bei den primären Kopfschmerzen erwartungsgemäß eine wichtige Rolle. Bei den Bewältigungsversuchen ist es besonders relevant, einen adäquaten Umgang mit den Auslösefaktoren zu erlernen (z. B. Schlafmangel, Stress), also Aspekte der Lebensführung oder der Stressbewältigung zu beeinflussen. Spezielle Kopfschmerzpersönlichkeiten gibt es – wie früher angenommen wurde (z. B. Typus migraenicus) – nicht. Eine erhöhte Komorbidität mit Depression und Angststörungen gilt als gesichert (Juang et al., 2000).

Merke

Die Klassifikation chronischer Schmerzsyndrome ist nicht unumstritten. Gängige Klassifikationssysteme versuchen chronische Schmerzen anhand folgender Aspekte zu beschreiben: Körperregion (z. B. Kopf, Nacken, Schulter, Arme), betroffenes Organsystem (z. B. Herzkreislaufsystem, Muskel- und Sehnenapparat), zeitliche Charakteristik (z. B. dauerhaft-konstant, dauerhaft-fluktuierend), Intensität (z. B. schwach, mittel, stark) und psychosoziale Faktoren wie Emotionen (z. B. traurig-niedergeschlagen), Kognitionen (z. B. Katastrophisieren) und Umgang mit aktuellen Stressoren (z. B. Belastung am Arbeitsplatz).

Schmerzen können fast überall entstehen, weil Körpergewebe immer mit nozizeptiven Nervenfasern versorgt wird. Trotzdem sind Rücken- und Kopfschmerzen die mit Abstand häufigsten Manifestationen chronischer Schmerzen. Beim Fortschreiten der Chronifizierung treten meist Schmerzen an verschiedenen Orten auf; man spricht dann von multilokulären Schmerzen.

1.3 Epidemiologie

Laut epidemiologischen Studien leiden in Deutschland etwa 18 % der Menschen unter chronischen Schmerzen

Epidemiologische Untersuchungen zur Verbreitung chronischer Schmerzen wurden bisher vor allem in den USA und in den skandinavischen Ländern durchgeführt. Im Rahmen des Nuprin Pain Reports (Sternbach, 1986) berichteten 73 % der Bevölkerung über Kopfschmerzen, 56 % über Rückenschmerzen, 53 % über Muskelschmerzen und 51 % über Gelenkschmerzen. Chronische Schmerzen ließen sich nach dieser Statistik bei 12,8 % der Bevölkerung mit etwa 101 Schmerztagen und 23 verlorenen Arbeitstagen pro Jahr feststellen.

In der europäischen Studie „Pain in Europe" (Breivik et al., 2006) wurde Schmerz in 15 europäischen Ländern erfasst. Hier ergab sich, dass ca. 20 % der Bevölkerung unter chronischen Schmerzen leiden. Hiervon haben ca. zwei Drittel mittelgradige Schmerzen und ein Drittel starke Schmerzen. Die Schmerzen treten bei der Hälfte der Patienten dauerhaft, bei der anderen Hälfte intermittierend auf. Diese Studie zeigte auch die großen Belastungen, die durch Schmerz entstehen: 21 % der Patienten litten wegen der Schmerzen unter einer Depression, 61 % beklagten, dass sie weniger oder gar nicht arbeitsfähig waren, 13 % mussten ihre Beschäftigung wechseln und 19 % hatten ihre Beschäftigung verloren. Obwohl 60 % dieser Patienten in den letzten 6 Monaten 2–6 Mal ihren Arzt aufgesucht hatten, erlebten 40 % ihre Schmerztherapie als nicht adäquat und nur 2 % wurden von Schmerzspezialisten behandelt. Jeweils zwei Drittel ließen sich mit nicht pharmakologischen Verfahren (z. B. Massage, Physiotherapie, Akupunktur) behandeln oder Analgetika (z. B. NSAIDs, Paracetamol und COX-2-Inhibitoren) verschreiben. Hinzu kommt noch ein fast ebenso umfänglicher Gebrauch nicht verschriebener Schmerzmittel.

40 % der Patienten erleben Schmerztherapie als nicht adäquat

In Deutschland ist die Prävalenz von chronischen Schmerzen auf etwa 20 % geschätzt worden, wobei die Spannweite der Prävalenzangaben der unterschiedlichen Studien zwischen 3–30 % liegen (Zimmermann, 2000; Wolff et al., 2011; Häuser et al., 2013). Im Jahr 2013 veröffentlichte die Deutsche Schmerzliga ein Dossier (http://schmerzliga.de/downloads.html), wonach 12–15 Mio. Menschen in Deutschland an länger andauernden oder wiederkehrenden Schmerzen leiden sollen. Mindestens 10 % dieser Patienten benötigen die Hilfe von spezialisierten Schmerztherapeuten, da ihre chronischen Schmerzen erwiesenermaßen von allgemein fachmedizinisch geschulten Ärzten nicht in den Griff zu bekommen sind.

Speziell für Rückenschmerzen zeigte eine epidemiologische Untersuchung (Göbel et al., 2001), dass zum Befragungszeitpunkt 37 % der Stichprobe an Rücken-, Nacken- oder Gelenkschmerzen litten. Außerdem gaben 73 % der befragten Personen mindestens eine Rückenschmerzepisode während der vorangegangenen 12 Monate an. 64 % der Stichprobe berichteten über mehrere Schmerzepisoden oder andauernde Rückenschmerzen für diesen Zeitraum.

Variieren die epidemiologischen Angaben zur Prävalenz von chronischen Schmerzen auch zwischen den Studien, so ist ein relativ konsistenter Befund der verschiedenen epidemiologischen Studien, dass Kopf-, Nacken-, Schulter- und Rückenschmerzen die Schmerztypen mit den höchsten Prävalenzraten darstellen. Zudem wird geschätzt, dass fast die Hälfte der Schmerzpatienten inadäquat oder sogar gar nicht behandelt wird.

Wichtig ist ferner, dass die Schmerzprävalenzen erheblich von demografischen Faktoren wie Alter, Geschlecht und dem sozioökonomischen Status abhängig sind. So steigt die Häufigkeit chronischer Schmerzen mit dem Alter an. Chronische Schmerzen treten zudem häufiger bei Frauen, bei Menschen mit niedrigem sozioökonomischem Status und bei Menschen mit Übergewicht auf (Häuser et al., 2013).

Merke

Chronische Schmerzen, vor allem chronische Kopf-, Nacken-, Schulter- und Rückenschmerzen, sind häufig, wobei die Schmerzprävalenzen von demografischen Daten (insbesondere Alter und Geschlecht) abhängen. Eine ausreichend gute schmerztherapeutische Versorgung ist jedoch leider selten.

2 Ätiologie

Chronischer Schmerz ist ein multidimensionales Geschehen, welches multifaktoriell bedingt ist und auf Chronifizierungsprozessen auf allen Ebenen des Nervensystems beruht.

2.1 Pathophysiologie

An der Schmerzentstehung sind eine Vielzahl peripherer und zentralnervöser Prozesse beteiligt. So werden potenziell schmerzhafte Reize über spezielle Nervenfasern an das Rückenmark und von hier an das Gehirn weitergeleitet. Erst die Verarbeitung der Schmerzinformation im Gehirn (Thalamus und Kortex) führt zum Erleben von Schmerz. An der Pathophysiologie chronischer Schmerzen können sowohl Veränderungen in der peripheren Reizverarbeitung, der spinalen Reizverarbeitung als auch der Reizverarbeitung im Gehirn beteiligt sein. Ein detaillierter Überblick zur Pathophysiologie von Schmerz findet sich in Magerl und Treede (2017) oder Brune et al. (2013).

2.1.1 Periphere Reizverarbeitung – Nozizeptoren

Spezielle Schmerzrezeptoren (Nozizeptoren) werden durch potenziell gewebeschädigende Reize erregt und leiten die Information ans Rückenmark weiter

Die peripheren Rezeptoren, die potenziell schmerzhafte Reize weiterleiten, und deren Neurone werden Nozizeptoren (von lateinisch nocere = schädigen) genannt. Schmerz wird im Allgemeinen durch zwei Arten von Nervenfasern vermittelt: Dünn myelinisierte Aδ-Fasern sowie unmyelinisierte C-Fasern. Markhaltige Aα- und Aβ-Fasern leiten normalerweise keine nozizeptiven Reize weiter, können jedoch unter pathophysiologischen Bedingungen zur Schmerzentstehung mit beitragen. Bei Auslösung eines Oberflächenschmerzes (auf der Haut) tritt erst ein heller 1. Schmerz vor einem späteren dumpfen 2. Schmerz auf. Nozizeptoren finden sich in der Haut, den Bindegeweben, Muskeln und Gelenken (Tiefenschmerz) sowie den Viszera. Die Zellkörper der Nozizeptoren liegen in den Hinterwurzelganglien und werden auch als DRG- Zellen (vom Englischen „dorsal root ganglion“) bezeichnet. Sie produzieren Neuropeptide wie CGRP (calcitonin gene-related peptide), Substanz P (SP) oder Neurokinin A (NKA), die bei Erregung aus den peripheren Nervenendigungen freigesetzt werden und möglicherweise bei der Schmerzentstehung eine Rolle spielen. Nozizeptoren können durch mechanische, thermische und insbesondere chemische Reize erregt werden. Sind alle drei Modalitäten wirksam, spricht man von einem *polymodalen Nozizeptor*. Im gesunden Gewebe finden sich Nozizeptoren mit sehr hohen Schwellen, die normalerweise nicht erregbar sind („schlafende Nozizeptoren“). Bei pathophysiologischen Veränderungen im Gewebe, z. B. bei einer Entzündung, werden Nozizeptoren sensibilisiert, d. h., sie senken die Schwelle für Erregung ab und schlafende Nozizeptoren können nun „aufgeweckt“ werden. Das bedeutet, dass auch nicht noxische Reize Schmerzen auslösen können, so z. B. bei Sonnenbrand, wo bereits angenehm warme Wassertemperaturen als schmerzhaft wahrgenommen werden können.

2.1.2 Reizverarbeitung im Rückenmark

Bereits im Rückenmark wird die Weiterleitung nozizeptiver Reize moduliert (Inhibition, Faszilitation)

Nozizeptive Reize werden im Hinterhorn des Rückenmarks bzw. den Trigeminuskernen umgeschaltet und weiter an höhere Zentren übertragen (siehe Abbildung 1).

Im Hinterhorn finden sich Neurone, die nozizeptive Reize vor allem in der I. und V. Schicht verarbeiten. Nozizeptorspezifische Neurone werden von solchen Neuronen unterschieden, die auf viele Arten von Reizen reagieren („wide dynamic range“ oder WDR-Neurone). Wichtig ist, dass zentrale Neu-

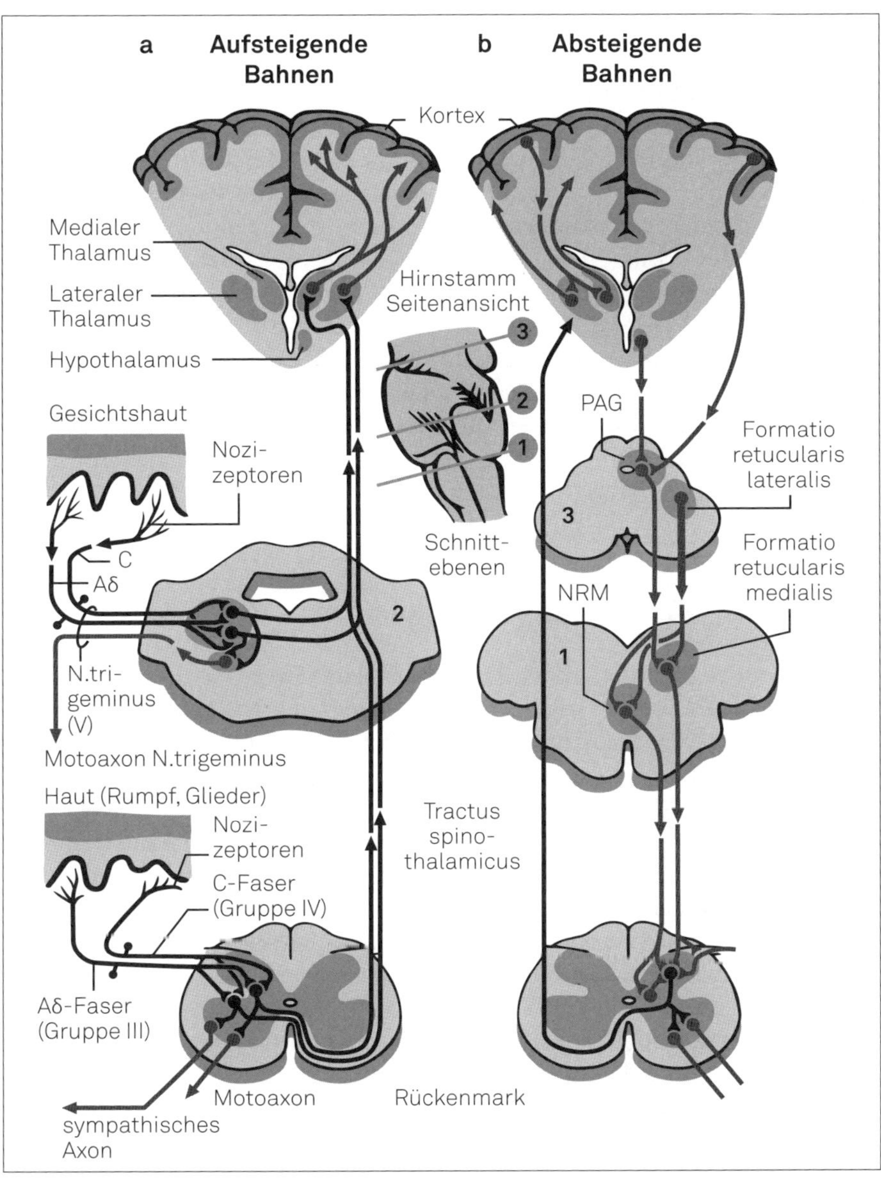

Abbildung 1: *Periphere und zentralnervöse Schmerzverarbeitung:* Aufsteigende (links) und absteigende (rechts) nozizeptive Bahnen. Nur der Tractus spinothalamicus und die trigeminothalamischen Zuflüsse werden gezeigt. Der Einfachheit halber sind der Tractus spinoreticularis und andere nozizeptive Bahnen weggelassen. Diese Abbildung gibt in einer Seitenansicht die Lage der Hirnstammschnitte an: (1) kranialer Rand der oberen Olive, (2) Mitte des Pons, (3) unteres Mesenzephalon. PAG = periaquäduktales Grau; NRM = Nucleus raphe magnus (aus Schmidt, R.F., Lang, F. & Heckmann, M. (2011). Physiologie des Menschen. 31. Auflage. Heidelberg: Springer, S. 300, mit freundlicher Genehmigung).

rone in komplexen Schaltkreisen miteinander verbunden sind. Bei pathophysiologischen Zuständen können diese zentralen Neurone sensibilisiert werden, d.h., es kommt zu einer andauernden Veränderung der synaptischen Struktur des Hinterhorns, einem Prozess, der als *zentrale Sensibilisierung* bezeichnet wird. Charakteristisch für die zentrale Sensibilisierung ist die Erregbarkeitssteigerung der Neurone des Hinterhorns, die Verminderung von Hemmprozessen sowie strukturelle Veränderungen an den zentralen Nervenendigungen der primären sensorischen Neurone, der Interneurone und der Projektionsneurone. Diese zentrale Sensibilisierung wird von den NMDA-(Natrium-methyl-D-aspartat)Rezeptoren und ihrem Transmitter Glutamat vermittelt. Niederschwellige afferente Neurone können funktionelle Verbindungen mit aufsteigenden spinalen Projektionsneuronen eingehen, die nozizeptive Information weiterleiten. Ebenso können hemmende Interneurone durch schnelle Entladung aus dem verletzten Gewebe zerstört werden und zu einem übererregbaren Rückenmark führen.

2.1.3 Reizverarbeitung im Gehirn

Erst die Verarbeitung im Gehirn löst Schmerzempfinden aus

Die nozizeptive Information wird im Hirnstamm, Thalamus, limbischen System und auch im Kortex weiterverarbeitet. Die wichtigste aufsteigende Bahn ist die spinothalamische Bahn, die von Neuronen der I. und V. Schicht des Rückenmarks ausgehend kreuzt und im Vorderseitenstrang zum somatosensorischen Thalamuskern (ventrobasaler Komplex) zieht. Viele Projektionen aus dem Rückenmark kommen auch im Mittelhirn und den medialen Thalamuskernen an, andere direkt im Hypothalamus und im limbischen System. Dabei wird das vom Tractus spinothalamicus ausgehende als *laterales System* bezeichnet, das Input von der kontralateralen Körperhälfte erhält und zu den spezifischen thalamischen Projektionskernen und in den primären und sekundären somatosensorischen Kortex zieht. Es soll die sensorisch-diskriminative Schmerzkomponente repräsentieren. Ein zweites System, das *mediale System,* umfasst retikuläre Kerne im Hirnstamm und die medialen Thalamuskerne und projiziert zum limbischen System, der Insel, dem Gyrus cinguli und den Frontallappen. Es erhält bilateralen Input von verschiedenen Bahnen und soll v.a. die affektive und kognitive Schmerzkomponente repräsentieren. Schmerz entsteht erst im Gehirn als das Endprodukt eines komplexen Prozesses. In den letzten Jahren konnte gezeigt werden, dass chronischer Schmerz funktionelle und strukturelle Veränderungen im Gehirn auslöst, die mit zunehmender Chronifizierung den Schmerz in Abwesenheit peripheren Einstroms aufrechterhalten und verstärken können (Schmidt-Wilcke, 2015; Flor, 2014).

Chronischer Schmerz löst funktionelle und strukturelle Veränderungen im Gehirn aus

Neben den afferenten/aufsteigenden Bahnen im Schmerzsystem wird die Schmerzverarbeitung durch efferente Bahnen reguliert. So wird die Umschaltung nozizeptiver Reize im Rückenmark durch absteigende Bahnen aus dem

Gehirn moduliert. Dies geschieht unter anderem durch Erregung opioiderger Neurone aus dem zentralen Höhlengrau, welche zu den Raphe-Kernen projizieren, von wo aus serotoninerge Fasern ins Rückenmark absteigen. Durch die Ausschüttung von Serotonin werden spinale Interneurone erregt, die über GABA, Glycin und körpereigene Opioide hemmend auf die Umschaltung nozizeptiver Reize einwirken. Nicht nur im Rückenmark, sondern auch in weiten Teilen des Gehirns finden sich Opioidrezeptoren, die auf sub-kortikaler und kortikaler Ebene hemmenden Einfluss auf die Schmerzverarbeitung und auf das letztendliche Schmerzerleben haben. Es gibt jedoch eine Reihe weiterer Transmitter wie z. B. die Cannabinoide, die in die Schmerzmodulation involviert sind. Unterschiede in der Effektivität absteigender schmerzhemmender Systeme können in Chronifizierungsprozesse involviert sein (Heinricher, 2016).

Merke

Schmerzhafte Reize werden über sogenannte Nozizeptoren ins Hinterhorn des Rückenmarks weitergeleitet, wo die Reize umgeschaltet und über den Hirnstamm an den Thalamus übertragen werden. Vom Thalamus aus wird die nozizeptive Information in weiten Teilen der Großhirnrinde verarbeitet. Der Schmerz entsteht erst im Gehirn, da der nozizeptive Input auf allen Ebenen des Nervensystems moduliert wird. Körpereigene schmerzhemmende Systeme greifen auf Rückenmarksebene und in weiten Teilen des Gehirns hemmend in die Schmerzverarbeitung ein.

2.2 Psychologische Faktoren

2.2.1 Kognitive Faktoren: Schmerzbewertung

Kognitive Bewertungen und Erwartungen tragen oftmals mehr als körperliche Faktoren zu Schmerz-chronifizierungs-prozessen bei

In kognitiv-verhaltenstherapeutischen Modellen chronischer Schmerzen wird betont, dass die Schmerzerfahrung des Patienten wesentlich davon abhängt, wie Schmerz bewertet und bewältigt wird (Turk, Meichenbaum & Genest, 1983). Der kognitiv-verhaltenstherapeutische Ansatz geht davon aus, dass

(1) Menschen aktiv Information verarbeiten und nicht nur passiv auf Reize reagieren,
(2) Gedanken (z. B. Bewertungen, Erwartungen) Stimmungen auslösen und modulieren, physiologische Prozesse beeinflussen, die Umgebung verändern und Verhalten motivieren können. Umgekehrt können Stimmungen, Physiologie, Umgebungsfaktoren und Verhalten kognitive Prozesse beeinflussen,
(3) Verhalten ist reziprok von der Person und Umweltfaktoren bestimmt,

(4) Personen können adaptivere Denkmuster erlernen und damit Gefühle und Verhalten beeinflussen, und
(5) Menschen sind in der Lage, selbst ihre unangepassten Gedanken, Gefühle und Verhaltensweisen zu verändern, und sollten dazu ermutigt werden.

Aus der kognitiv-verhaltensorientierten Perspektive wird angenommen, dass Menschen, die an chronischen Schmerzen leiden, negative Erwartungen hinsichtlich ihrer Fähigkeiten, bestimmte motorische Fertigkeiten oder spezifische körperliche Aktivitäten ausführen zu können, aufgebaut haben. Sie meinen, dass sie nicht mehr Treppen steigen oder etwas Schweres heben können, weil sie Schmerzpatienten sind. Sie gehen darüber hinaus davon aus, dass sie selbst keine Kontrolle über ihre Schmerzen haben. Solche negativen Annahmen über schmerzrelevante Situationen und die eigenen Fähigkeiten in solchen Situationen können ein Gefühl der Hilflosigkeit vermitteln, das zur Demoralisierung, Inaktivität und einer Überrektion auf den Schmerz führen kann (Flor & Turk, 2011).

Eine große Anzahl von Forschungsaktivitäten diente der Erfassung von kognitiven Faktoren, die besonders zum Schmerz und der damit oft verbundenen Invalidität beitragen. Wenn Schmerz so interpretiert wird, dass er als Zeichen einer Gewebeschädigung gesehen wird oder als Anzeichen einer fortschreitenden Grunderkrankung, dann kommt es zu mehr Leiden und Verhaltenseinschränkungen beim Patienten, als wenn Schmerz als Konsequenz eines stabilen Problems gesehen wird, das sich bessern kann. In vielen experimentellen Studien ließ sich zeigen, dass das Gefühl der persönlichen Kontrolle über den Schmerz den Laborschmerz vermindert. Dabei spielen die in der Schmerzsituation vorherrschenden Gedanken eine wichtige Rolle. Katastrophisieren („es kann nur noch schlimmer werden", „ich halte das nicht mehr aus") führt zu niedrigerer Schmerztoleranz und höherem Schmerzerleben als bewältigendes Denken („ich schaffe das schon", „es wird gleich wieder besser werden"), das die Schmerztoleranz erhöht und die subjektive Schmerzempfindung dämpft. Bestimmte Überzeugungen führen zu unangepasstem Verhalten, mehr Leiden und mehr Invalidität. So werden z. B. Patienten, die glauben, dass ihre Schmerzen immer gleich andauern werden, passiv und bemühen sich nicht um Bewältigungsstrategien. Patienten, die meinen, dass Schmerz ein unerklärbares Geheimnis ist, glauben, keine Kontrolle zu haben, und haben eine verminderte Selbsteffizienzerwartung (Flor & Turk, 2011).

Bewältigende Gedanken erhöhen die Schmerztoleranz und dämpfen die Schmerzempfindung

Wenn Überzeugungen und Erwartungen (kognitive Schemata) einmal gebildet sind, werden sie sehr stabil und sind schlecht zu beeinflussen. Patienten tendieren dazu, Erfahrungen, die ihren Überzeugungen widersprechen, zu ignorieren, anstatt ihr Überzeugungssystem zu verändern. Bei chronischen Patienten wurde wiederholt gefunden, dass die Krankheitsanpassung, die erlebte Beeinträchtigung durch das Schmerzleiden sowie die Schmerzintensität besser durch die Art der bevorzugt verwendeten Bewältigungsstrategien, insbesondere einer passiven und vermeidenden Bewältigungseinstellung bzw. durch negative schmerzbezogene Kognitionen (z.B. Katastrophisieren, Hilflosigkeit), vorhergesagt werden kann als durch das Ausmaß der Grunderkrankung. Von besonderer Bedeutung sind Selbstwirksamkeitserwartungen bzw. subjektive Überzeugungen der Kontrollierbarkeit und Einflussnahme auf das Schmerzgeschehen. So beeinflussen Selbstwirksamkeitserwartungen bzgl. der eigenen Schmerztoleranz unmittelbar die Schmerztoleranz bei akut induziertem Schmerz, wohingegen die Schmerzstärke von geringer Bedeutung ist. Auch lässt sich das Aktivitätsniveau bei Schmerzpatienten bzw. das Ausmaß an schmerzbedingter Beeinträchtigung deutlich besser durch die entsprechenden Selbsteffizienzerwartungen vorhersagen als durch unmittelbar schmerzbezogene Parameter wie Intensität oder Häufigkeit (Asghari & Nicholas 2001; Denison et al., 2004). Es besteht ein enger Zusammenhang zwischen der Selbstwirksamkeitserwartung bzgl. der eigenen Schmerztoleranz und dem Ausmaß, in dem Opioid-vermittelte schmerzhemmende Mechanismen aktiviert werden, d.h., kognitive Verarbeitungsprozesse scheinen sich unmittelbar in schmerzrelevanten physiologischen Mechanismen widerzuspiegeln (Bandura et al., 1987). Kognitive Prozesse können die Schmerzverarbeitung entscheidend beeinflussen und sind wichtigere Prädiktoren für Schmerz und Beeinträchtigung als körperliche Faktoren. Eine besondere Rolle kommt hier der Placeboanalgesie zu, die durch Erwartung oder Konditionierungsprozesse (eine erlebte Schmerzverminderung z.B. durch eine experimentelle Schmerzmanipulation) bedingt sein kann und Schmerzverminderung ohne eine aktive Schmerztherapie umfasst. Es ließ sich zeigen, dass gerade beim Schmerz Placebos besonders wichtig und effektiv sind und die gleichen Hirnveränderungen wie eine aktive Therapie involvieren (Colloca, Klinger, Flor & Bingel, 2013).

Selbstwirksamkeitserwartung scheint sich unmittelbar in schmerzhemmenden physiologischen Mechanismen widerzuspiegeln

Merke

Kognitive Prozesse können die Schmerzverarbeitung entscheidend beeinflussen und sind oftmals wichtigere Prädiktoren für Schmerz und Beeinträchtigung als körperliche Faktoren. Bei Patienten mit chronischen Schmerzen finden sich häufig negative Erwartungen hinsichtlich ihrer Fähigkeiten, bestimmte körperliche Aktivitäten/Fertigkeiten ausführen zu können. Diese negativen Erwartungen (kognitive Schemata) sind zumeist sehr stabil und schlecht beeinflussbar.

2.2.2 Emotionale Faktoren: Angst, Ärger, Depression

Negative Affektzustände wie Furcht, Ärger und Depression verstärken – über unterschiedliche Mechanismen – den Schmerz

Schmerzbezogene Angst oder Furcht vor Schmerzen. Patienten mit persistierenden Schmerzen zeigen häufig verstärkt schmerzbezogenes Vermeidungsverhalten, um ihre Schmerzfurcht, die auch oft als Furcht vor Bewegungen imponiert, zu reduzieren. Man nimmt an, dass es sich um maladaptive Anpassungsversuche handelt, da sie zwar kurzfristig den Schmerz vermeiden helfen, aber langfristig die Schmerzchronifizierung befördern. Die meisten diese Perspektive unterstützenden Befunde liegen aus den Untersuchungen von muskulären Schmerzen vor. Sie machen auch deutlich, dass gerade die Furcht davor, dass durch Bewegungen weitere Schmerzen ausgelöst werden, die Immobilisierung von Schmerzpatienten vorantreibt. Die klinischen Implikationen sind im Furcht-Vermeidungsmodell von Vlaeyen und Linton (2000) sehr zutreffend beschrieben. Relevante Fragebögen zur Erfassung schmerzbezogener Angst werden im Kapitel 5.2.4 vorgestellt.

Der klinische Nutzen von Konzepten wie Schmerzangst oder Furcht vor dem Schmerz liegt darin begründet, dass sie konzeptuell gut mit psychologischen Behandlungsansätzen zu verknüpfen sind. So zielen solche Ansätze darauf ab, Schmerzängste zu reduzieren. Hierzu werden Verfahren wie die Exposition eingesetzt, wobei beispielsweise der Patient eine gefürchtete, weil angeblich schmerzauslösende Bewegung ausführen muss, bis die Angst langsam verschwindet. Die zurückgewonnene Mobilität reduziert wiederum die funktionelle Beeinträchtigung durch Schmerz.

Ärger. Bei Patienten mit chronischen Schmerzen konnte gezeigt werden, dass Ärger sowohl hoch (positiv) mit der Schmerzintensität als auch (negativ) mit der körperlichen Funktionalität der Patienten korreliert (Sturgeon et al., 2015; Burns et al., 2015). Hierbei spielt nicht nur der gefühlte Ärger, sondern vor allem die Art und Weise, wie dieser gezeigt bzw. ausgedrückt wird, eine wichtige Rolle. So scheinen Personen, die in ihrem Ausdruck von Ärger eher ungebremst sind, schmerzempfindlicher zu sein (Bruehl et al., 2012). Möglicherweise besteht hier ein Opioid-vermittelter Zusammenhang zwischen Defiziten in der endogenen Schmerzhemmung und Defiziten in der Ärger-Ausdrucks-Inhibition. Eine weitere Erklärung für den engen Zusammenhang zwischen Ärger und Schmerz ist, dass Ärger mit einem erhöhten Muskeltonus einhergeht. Tritt erhöhter Muskeltonus in schmerzbetroffenen Körperarealen auf, so kann auch dies zu einer Verstärkung der Schmerzen führen (Flor et al., 1985; Burns et al., 2015).

Depression. 40 % bis 75 % der Patienten mit Depression leiden an Schmerzsymptomen (Simon et al., 1999), wobei muskuloskelettale Schmerzen und Kopfschmerzen mit 70 % bzw. 60 % am häufigsten sind. Während der korrelative Zusammenhang unstrittig ist, sind die kausalen Beziehungen noch weitgehend unklar. Fast mit gleicher Häufigkeit geht die Depression dem Schmerz zeitlich voraus wie umgekehrt (Goesling et al., 2013). Auch wird die Intensität von Schmerz beim gleichzeitigen Vorliegen einer Depression oft deutlich stärker erlebt, und die Schmerzbewältigungsbemühungen sind häufig gering oder maladaptiv. Der Schmerz bei Depression ist qualitativ nicht immer klar definiert, sondern geht fließend in unangenehme Druckgefühle in Brust und

Bauch sowie Kopf und ganz allgemein in negative Körpergefühle über. Trotzdem verbietet sich auch hier die Annahme einer reinen Psychogenese, weil Schmerz immer aus einer Interaktion physiologischer und psychologischer Faktoren entsteht. Schmerzsymptome sind nicht bei allen depressiven Syndromen gleich häufig und stehen besonders bei der sogenannten somatisierten (auch maskierten oder lavierten) Depression im Vordergrund. In solchen Fällen kann der ätiologische Zusammenhang des Schmerzes mit einer Depression manchmal ganz übersehen werden und zu fehlerhaften Behandlungsversuchen führen, die die Depression unberücksichtigt lassen (Bair et al., 2003).

Merke

Negative Affektzustände wie Furcht, Ärger und Depression haben deutlichen Einfluss auf Schmerzerleben und Schmerzverlauf. So führt Furcht vor dem Schmerz zu körperlichen Vermeidungsverhalten und somit zur Immobilisierung, was wiederum Schmerzchronifizierungsprozesse befördert. Depressionen stehen in einem engen Zusammenhang mit chronischen Schmerzen und können diesen zeitlich vorangehen oder folgen. Treten chronische Schmerzen und Depression zusammen auf, so sollte in einem erfolgreichen Behandlungsansatz sowohl der Schmerz als auch die Depression berücksichtigt werden.

2.2.3 Lernmechanismen: Sensitivierung, Modelllernen, klassisches und operantes Konditionieren

Sowohl nicht assoziative (Sensitivierung) wie auch assoziative Lernprozesse (Modelllernen, klassische und operante Lernmechanismen) spielen in Chronifizierungsprozessen von Schmerz eine zentrale Rolle

Sensitivierung. Die wiederholte Darbietung schmerzhafter Reize führt normalerweise zur Habituation, d.h. zu einer Abnahme der Reaktion auf den Reiz. Bereits die Vermittlung von sensorischer Information über einen applizierten Reiz erhöht die Habituation und vermindert das Gefühl der Überraschung, Unsicherheit und Bedrohung. Dieser Mechanismus dürfte die Grundlage vieler Studien sein, in denen die positiven Ergebnisse vorbereitender Information von schmerzhaften medizinischen Prozeduren oder Operationen berichtet werden. Bei vielen chronischen Schmerzzuständen tritt jedoch keine adaptive Habituation, sondern Sensitivierung auf. Dieser nicht assoziative Lernprozess kann Schmerzen verstärken und den Chronifizierungsprozess beschleunigen (Walitt et al., 2016).

Modelllernen. Hypothesen zur Rolle sozialen Lernens beruhen zum einen auf der Erkenntnis, dass Kinder die Wahrnehmung und Interpretation von Symptomen sowie Krankheitsverhalten durch Beobachtung ihrer Eltern und anderer Modelle erwerben. Des Weiteren wird häufig darauf verwiesen, dass Schmerzpatienten überzufällig häufig aus Familien stammen, in denen andere Familienmitglieder ebenfalls an chronischen Schmerzen leiden. Die Beobachtung, dass bei Kindern in erster Linie die Schmerzsymptome auftreten, an denen ihre Eltern im Erwachsenenalter leiden, und nicht solche, die die Eltern selbst als Kinder hatten, spricht dafür, dass Modelllernen zur familiären Häufung chronischer Schmerzsyndrome beiträgt. Zwar fehlen bisher entsprechende Längsschnittstudien, doch konnten viele Experimente zeigen, dass sich Schmerztoleranz, subjektive Schmerzintensität und nonverbaler Schmerzausdruck durch Beobachten einer Modellperson, die Schmerzreizen ausgesetzt wird, verändern lassen (Goubert, Vlaeyen, Crombez & Craig, 2011). Außerdem ist bekannt, dass bei Beobachtern eines Modells, dem schmerzhafte Reize dargeboten werden, physiologische Reaktionen stellvertretend konditioniert werden können bzw. dass die Beobachtung von Schmerzpatienten bei ihren Partnern mit einer deutlichen physiologischen Aktivierung einhergeht, die möglicherweise das vermehrte Auftreten von Schmerzsymptomen und anderer körperlicher Beschwerden bei den Partnern von Schmerzpatienten bedingt.

Klassisches Konditionieren. Das Modell der respondenten Konditionierung geht davon aus, dass viele bislang neutrale Reize (konditionierte Reize, CS) an die Schmerzerfahrung (unkonditionierte Reaktion, UR) auf Verletzung (unkonditionierter Reiz, US) gekoppelt werden können und mit der Zeit dann selbst mit Schmerz assoziierte körperliche Reaktionen (konditionierte Reaktion, CR) und schließlich Schmerz auslösen können, ohne dass ein nozizeptiver Input vorhanden sein muss. In der respondenten Perspektive kann ein Patient gelernt haben, Anstiege der Muskelspannung mit allen möglichen Reizen zu assoziieren, die früher mit Schmerz gemeinsam auftraten. So können Sitzen, Stehen, Bücken oder Gehen oder auch nur der Gedanke an diese Aktivitäten antizipatorische Angst und erhöhte Muskelspannung auslösen. Diese Angst vor Bewegung wird – wie oben diskutiert (Kapitel 2.2.2) – als wichtiger Faktor in der Entstehung, Aufrechterhaltung und Verstärkung chronischer Schmerzen diskutiert (Leeuw et al., 2007).

Darüber hinaus können Stresssituationen die Muskelspannung erhöhen und sympathische Aktivierung induzieren, die diesen Prozess verstärkt. Viele Patienten berichten, dass ein akutes Schmerzproblem dann chronifizierte, als in ihrem Leben persönliche Stresssituationen gemeinsam mit dem Schmerz auftraten. Stresssituationen können als zusätzliche US verstanden werden, die dann konditionierte Muskelspannungsreaktionen, sympathische Aktivierung und in der Folge Schmerz auslösen können. Das Auftreten von Schmerz ist ein wichtiger Reiz, um Bewegung zu vermindern. Der respondente Vorgang kann dann von operanter Konditionierung ergänzt werden und Vermeidungsverhalten aufgrund der gelernten konditionierten Reize und Reaktionen auftreten. So kann es dazu kommen, dass Schmerzpatienten unabhängig von der Ursache der Schmerzen Schonverhalten entwickeln und kein korrektives Feedback mehr erhalten. Das andauernde Vermeidungs- und Schonverhalten kann dann zur Muskelatrophie und Invalidität führen. Patienten mit chronischen Schmerzen lernen, ihre Aufmerksamkeit auf drohenden Schmerz zu lenken, und vermeiden immer mehr Aktivitäten und begünstigen so die Entwicklung von Angst und Depression. Die assoziative Verknüpfung von neutralen Reizen mit Schmerzerfahrungen kann zu einem weit verzweigten Netzwerk von mit Schmerz verbundenen Ereignissen führen, das den Teufelskreis Schmerz – Spannung – Angst – Stress – Schmerz etabliert und aufrechterhält (Flor & Turk, 2011).

Operante Verstärkung (z. B. Zuwendung des Partners) kann zur Aufrechterhaltung von Schmerzverhalten und schlussendlich zur Schmerzchronifizierung führen

Operantes Konditionieren. Das Modell zum operanten Lernen von Schmerz geht auf Fordyce (1976; Main et al., 2014) zurück und geht davon aus, dass Schmerz durch positive oder negative Verstärkung aufrechterhalten wird. Verstärker sind alle Konsequenzen eines Schmerzverhaltens (z. B. Stöhnen, Schmerzmimik), die dazu führen, dass dieses Schmerzverhalten in der Folge häufiger auftritt. Folgt auf das Zeigen von Schmerzmimik eine angenehme Konsequenz (positive Verstärkung), wie Zuwendung des Partners, so führt dieser Verstärker dazu, dass das Schmerzverhalten häufiger gezeigt wird (Kunz et al., 2011). So konnte gezeigt werden, dass die Anwesenheit eines Ehepartners, der normalerweise den Schmerz verstärkt, dazu führt, dass Schmerzreize bei Patienten mit chronischen Schmerzen stärker verarbeitet werden. Knost et al. (1999) zeigten in einer Studie mit einer Multikanal-EEG-Ableitung, dass die globale Feldstärke in Anwesenheit eines normalerweise Schmerz verstärkenden Partners bei den Patienten mit chronischen Schmerzen im Vergleich zu gesunden Kontrollen fast um das Dreifache erhöht war. Chronische Schmerzpatienten, die einen Partner hatten, der Schmerz eher nicht verstärkte, hatten keine signifikant erhöhte Hirnreaktion auf die Schmerzstimulation. Auch direkte verbale Verstärkung kann die Schmerzreaktion und die damit verbundene Hirnaktivität verändern. Wenn man Patienten mit chronischen Schmerzen und Gesunde durch verbale Verstärkung und finanzielle Belohnung trainiert, ihre Schmerzeinstufung entweder zu erhöhen oder zu erniedrigen, so lernen sie dies im Verlauf einer Sitzung außerordentlich gut (Flor et al., 2002). Eine Analyse der mit der Schmerzverarbeitung unter Verstärkung einhergehenden evozierten Potenziale des EEGs zeigte, dass insbesondere die frühe (N150-)Komponente der Schmerzverarbeitung durch die Konditionierung beeinflusst war. Diese Komponente blieb bei den Schmerzpatienten auch in der Extinktionsphase erhöht, während es bei den Gesunden zu einer Löschung kam. Dieser Mangel an Extinktion in der kortikalen Verarbeitung legt nahe, dass Lernprozesse, die mit verbaler und Verhaltenskonditionierung zu tun haben, langanhaltende Einflüsse auf die kortikale Schmerzantwort ausüben.

Ähnliche Lernprozesse können zum Medikamentenmissbrauch führen: Wird das Analgetikum regelmäßig nach Bedarf eingenommen, so wird durch die Medikamenteneinnahme ein unangenehmer Zustand – starke Schmerzen – beendet und die Einnahme des Medikaments quasi durch die Schmerzlinderung „belohnt". Als Konsequenz nimmt der Patient immer häufiger und immer früher Schmerzmittel ein und kommt so leicht zum Missbrauch bzw. Abusus.

Merke

Neben den biologischen, kognitiven und emotionalen Faktoren spielen auch Lernerfahrungen eine wichtige Rolle beim chronischen Schmerz. So scheint Schmerzerleben und Schmerzverhalten durch Modelllernen modulierbar zu sein, was ein Grund für die familiäre Häufung chronischer Schmerzsyndrome sein könnte. Auch die erlernte assoziative Verknüpfung von neutralen Reizen mit Schmerzerfahrungen (z.B. langes Sitzen im Kino) trägt zu Schmerzchronifizierungsprozessen bei, da diese neutralen Reize im Verlauf selbst Schmerz auslösen können, ohne dass ein nozizeptiver Input vorhanden sein muss (klassische Konditionierung). Die Entwicklung chronischer Schmerzen wird zudem maßgeblich durch operante Lernmechanismen beeinflusst. So führen positive Konsequenzen auf Schmerzverhalten (z.B. Zuwendung des Partners auf schmerzbedingtes Humpeln, Stöhnen) nicht nur dazu, dass das spezifische Schmerzverhalten häufiger auftritt, sondern auch, dass sich die zentralnervöse Schmerzverarbeitung verändert. Schließlich kann auch der nichtassoziative Prozess der Sensitivierung für Schmerz chronifizierend wirken.

2.2.4 Persönlichkeitsfaktoren: Neurotizismus, Hypervigilanz

Auch, wenn es nicht *die* Schmerzpersönlichkeit gibt, so stehen Persönlichkeitsfaktoren wie Neurotizismus dennoch im Zusammenhang mit chronischen Schmerzen

Personen mit hohem *Neurotizismus* reagieren empfindlicher und mit mehr Aufmerksamkeit auf ihren Körperzustand und berichten mehr körperliche Beschwerden (Johnson 2003). Entsprechend wurde ein Zusammenhang zwischen Neurotizismus und Schmerz vermutet und untersucht. Allerdings sind die Ergebnisse sehr inkonsistent (z.B. Paine et al., 2009). Als Erklärungen für den Zusammenhang werden diskutiert, dass Personen mit hohem Neurotizismus stärker über Schmerzen klagen oder ihre Schmerzen einfach überschätzen. Ausgeschlossen werden konnte jedoch bislang trotzdem nicht, dass solche Personen tatsächlich vulnerabler für Schmerzsymptome sind (Johnson 2003). Der Neurotizismus könnte zudem die Auswahl sowie den Einsatz von Bewältigungsstrategien und auf diesem Wege Schmerzen beeinflussen. Manche Autoren nehmen beispielsweise an, dass hoher Neurotizismus zum Einsatz passiver, eher uneffektiver Bewältigungsstrategien führt und so den Schmerz verstärkt. Auch beim postoperativen Schmerz ist Neurotizismus unter den Persönlichkeitsfaktoren der deutlichste Prädiktor für den weiteren Schmerzverlauf (Huber und Lautenbacher, 2008).

Des Weiteren scheint der Neurotizismus die Wirkung von anderen schmerzbezogenen Persönlichkeitsmerkmalen wie dem Katastrophisieren oder der Hypervigilanz zu modifizieren. Das Schmerz-Katastrophisieren ist die übertrieben negative, sehr emotionale und teilweise dramatisierende Bewertung von Schmerz; Schmerz-Hypervigilanz ist die unangemessen rigide und habituelle Ausrichtung der Aufmerksamkeit auf schmerzbezogene Signale; auf beide Konzepte wird noch später genauer eingegangen. Goubert et al. (2004) konnten zeigen, dass der Zusammenhang zwischen Neurotizismus und Schmerzstärke über einige prozessuale Zwischenschritte wie das Katastrophisieren, die schmerzbezogene Angst und die Hypervigilanz vermittelt wird. Neurotizismus wäre damit ein eher mittelbarer Einfluss auf den Schmerz, der der Mithilfe intervenierender schmerzspezifischerer Variablen bedarf. Von den klassischen Persönlichkeitsfaktoren scheint der Neurotizismus jedoch der einzige zu sein, der übergreifend in den verschiedensten Schmerzpopulationen und Behandlungskontexten Relevanz beweisen konnte.

Das *Schmerzkatastrophisieren* leitet sich von ähnlichen Konzepten in der Depressions- und Angstforschung ab. Schmerzkatatrophisieren ist die Tendenz, sich stets auf den Schmerz zu konzentrieren, dabei immer das Schlimmste zu erwarten und die eigenen Bewältigungsfähigkeiten gering einzuschätzen (Quartana, Campbell & Edwards, 2009). Das Katastrophisieren gilt zurzeit als besonders gefährlicher Risikofaktor für Entstehung chronischer Schmerzen. Das erhöhte Risiko gilt für das Schmerzerleben, das Schmerzverhalten, die Beeinträchtigung durch Schmerzen, den Medikamentenverbrauch, die Häufigkeit und Dauer von Schmerzbehandlungen und die Erfolge in der Rehabilitation. Katastrophisierer scheinen auch früh Partnerprobleme während der Chronifizierung von Schmerzen zu entwickeln. Obwohl das Schmerzkatastrophisieren mit dem Ausmaß an Depressivität zusammenhängt und mit dem Konzept Hypervigilanz überlappt (Quartana et al., 2009), konnte gezeigt werden, dass es ganz eigenständige Beiträge zu Erklärung chronischer Schmerzen liefert. Das Schmerzkatatrophisieren kann mit deutschen Versionen der Pain Catastrophizing Scale (PCS; Sullivan, 2009; Meyer et al., 2008) oder anderen deutschen Skalen zum Katastrophisieren (Flor & Hermann, 2012) zeitökonomisch erhoben werden

Die *Schmerz-Hypervigilanz* ist als habituelle Aufmerksamkeitsausrichtung auf tatsächliche Schmerzreize, aber auch schon auf Reize, die Schmerz nur signalisieren, gedacht (Crombez et al., 2005). Sie gilt als rigide, unbeabsichtigt und schwer zu unterbinden. Man nimmt an, dass hypervigilante Personen andere Informationen neben dem Schmerz stark vernachlässigen. Diese Konzeptualisierung hat dazu geführt, dass eine Reihe modifizierter Aufmerksamkeitsparadigmen mit Reaktionszeitmessungen (z. B. modifizierte Stroop- und Dot-Probe-Tasks) zur Erfassung der Hypervigilanz entwickelt wurden. Auch gibt es mittlerweile ins Deutsche übersetzte, validierte Fragebögen, um Schmerz-Hypervigilanz zu messen, wie den Pain Vigilance and Awareness Questionnaire (PVAQ, McCracken, 1997; deutsche Übersetzung von Kunz, Capito et al., 2017).

Optimismus als protektives Persönlichkeitsmerkmal gegen chronische Schmerzen

In letzter Zeit haben sich im Bereich der Persönlichkeitsmerkmale neben der Erfassung von Risikofaktoren auch erste Erfolge eingestellt, Resilienzfaktoren zu isolieren. Hierbei ist vor allem der *Optimismus* zu nennen (Keefe & Wren, 2013). Es gibt eine Vielzahl von Hinweisen aus der Literatur, die gesundheitsfördernde Effekte von Optimismus als Persönlichkeitsdisposition nahelegen. Auf dieser empirischen Grundlage wird erst in jüngster Zeit systematisch die Hypothese vertreten, dass Optimismus auch positive Einflüsse auf die Verarbeitung und den Verlauf von Schmerzen haben könnte. Trotz also einer noch schwachen Evidenzbasierung weisen erste klinische und experimentelle Studien schon darauf hin, dass Optimisten eine geringere Schmerzempfindlichkeit und eine bessere funktionelle Anpassung an chronische Schmerzen aufweisen (Goodin & Bulls, 2013).

Der konzeptuelle Vorteil des Katastrophisierens und des Optimismus, die situativ auch stark wechselwirken können, liegt in der Möglichkeit, individuelle Veränderbarkeit anzunehmen. Für beide Konzepte sind zustandsabhängige Variationen und die Effekte spezifischer Trainings nachgewiesen worden. Auf die Möglichkeiten zur einfachen Messung von Persönlichkeitsfaktoren durch Fragebögen wird im Kapitel 5.2 hingewiesen.

Merke

Eine typische Persönlichkeit, die für chronische Schmerzen disponiert oder ihre Folge ist, gibt es nicht. Persönlichkeitsfaktoren, die das Schmerzgeschehen in Maßen begünstigen (Risikofaktoren), sind vor allem Neurotizismus, Schmerz-Katastrophisieren und Schmerz-Hypervigilanz. Dem gegenüber stehen auch protektive Persönlichkeitsfaktoren (Resilienzfaktoren), hier vor allem der dispositionale Optimismus.

2.2.5 Ein verhaltensmedizinisches Modell des chronischen Schmerzes

Das verhaltensmedizinische Diathese-Stress-Modell integriert psychologische mit physiologischen Variablen, um Schmerzentstehung und -aufrechterhaltung zu erklären

Ein verhaltensmedizinisches Modell des chronischen Schmerzes ermöglicht es, die empirischen Befunde zur Bedeutung kognitiver, affektiver, physiologisch-organischer und verhaltensbezogener Faktoren bei der Entstehung und Aufrechterhaltung chronischen Schmerzes zu integrieren. Ein verhaltensmedizinisches Modell zeichnet sich außerdem dadurch aus, dass es als Grundlage für eine hypothesengestützte Schmerzdiagnostik, für die Formulierung spezifischer Therapieziele und die Auswahl adäquater Behandlungsstrategien gut geeignet ist.

Das verhaltensmedizinische Diathese-Stress-Modell chronischer Schmerzen versucht eben dies, indem es psychologische Variablen, die für die Schmerzentstehung und -aufrechterhaltung wichtig sind, mit physiologischen Variablen zu verbinden (siehe Abbildung 2). Im Mittelpunkt stehen Sensitivierungsprozesse und eine symptomspezifische psychophysiologi-

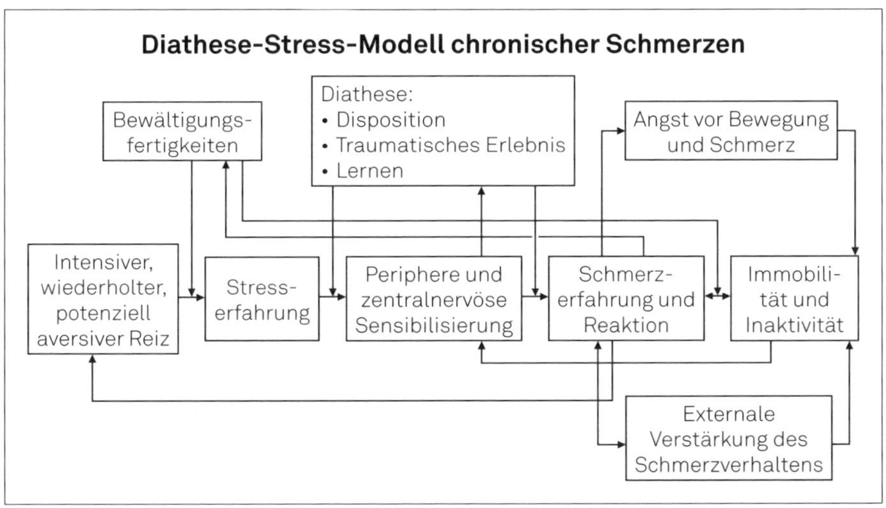

Abbildung 2: Das Diathese-Stress-Modell chronischer Schmerzen (nach Flor & Turk, 2011; siehe auch Leeuw et al., 2007; Apkarian, 2008).

sche Reagibilität, d.h. die Tendenz, auf stresshafte Stimulation mit Hyperaktivität bestimmter Körpersysteme oder Körperregionen zu reagieren. Diese erhöhte Reagibilität wird für die Entwicklung und Aufrechterhaltung des Schmerzproblems als entscheidend betrachtet. Sie muss mit der ursprünglichen Schmerzursache nichts mehr zu tun haben.

Als prädisponierende Faktoren, die zur Entstehung einer Diathese führen und damit zur Ausformung einer physiologischen Reaktionsstereotypie beitragen, gelten eine genetische Belastung, frühe mit Schmerz verbundene Traumata, Überbeanspruchung bestimmter Körpersysteme sowie Modelllernen. Obwohl bei einzelnen chronischen Schmerzsyndromen wie z.B. Migräne eine genetische Komponente heute als unbestritten gilt, ist die Bedeutung der genetischen Prädisposition bei vielen chronischen Schmerzsyndromen, insbesondere bei Schmerzsyndromen der Skelettmuskulatur, weitgehend ungeklärt. Neben genetisch bedingten individuellen Unterschieden in der Reagibilität einzelner Reaktionssysteme wird vermutet, dass möglicherweise genetisch determinierte Unterschiede in der Schmerzhemmung bestehen. So zeigen Personen mit einer spezifischen Variante des Opiatrezeptorgens eine verminderte Schmerzhemmung. Langzeituntersuchungen mit Frühgeborenen oder Säuglingen, bei denen schmerzhafte medizinische Prozeduren durchgeführt wurden, legen nahe, dass frühe schmerzhafte Erfahrungen langfristig in einer deutlich erhöhten Schmerzsensibilität resultieren. Insbesondere bei wiederholter physischer, aber auch psychischer Traumatisierung könnte die Zunahme der Schmerzsensibilität auf neuronale plastische Veränderungen auf subkortikaler und kortikaler Ebene zurückzuführen sein. Neben diesen zentralnervösen Veränderungen kann es auch peripher zu einer erhöhten Sensibilität für nozizeptiven Input kommen. Wiederholte bzw. andauernde Überlastung bestimmter Körperregionen (z. B. Nacken/Schulter/Rücken bei Computertätigkeit, Schultern/Arme u. a. bei Berufsmusikern) führt zu einer Sensibilisierung der betroffenen Muskulatur und Gelenke für nozizeptive Stimuli, insbesondere wenn die erhöhte Muskelanspannung zunächst unbeachtet bleibt.

Als auslösende Faktoren in der Entwicklung und bei der Aufrechterhaltung eines chronischen Schmerzleidens werden aversive interne oder externe Stimuli sowie die sie begleitenden Bewertungs- und Verarbeitungsprozesse betrachtet. Bei traumatisch ausgelösten bzw. akut beginnenden Schmerzsyndromen ist in Übereinstimmung mit respondent-operanten Schmerzmodellen davon auszugehen, dass Aktivitäten wie körperliche Bewegung, Arbeit, Freizeit- und soziale Aktivitäten Schmerz hervorrufen oder verstärken und folglich in zunehmendem Maße vermieden werden. Akute Belastungssituationen ebenso wie die Antizipation von Schmerz in potenziell schmerzauslösenden Situationen und die damit einhergehende sympathische Aktivierung und Erhöhung der Muskelspannung, die wiederum schmerzverstärkend wirken, können so letztlich zur Entstehung einer symptomspezifischen Reaktionsstereotypie führen. Nicht traumatische Schmerzsyndrome wie z. B. Spannungskopfschmerzen werden darauf zurückgeführt, dass langanhaltende Aktivierung eines Körpersystems bei fehlender Möglichkeit zur Spannungsreduktion allmählich in einer Hyperreagibilität des Körpersystems (z. B. speziell der Skelettmuskulatur) bei Konfrontation mit Stressstimuli mündet. Häufige und langanhaltende stress- und/oder schmerzinduzierte Muskelspannungserhöhungen gehen mit einer Vasokonstriktion im Muskel einher und führen zur Freisetzung von Substanzen, die die Reizschwelle mechanosensitiver Rezeptoren erniedrigen, so dass die Nozizeptoren auch durch nicht schmerzhafte Reize aktiviert werden. Sowohl bei Schmerzsyndromen traumatischen als auch nicht traumatischen Ursprungs kann sich ein Teufelskreis zwischen Schmerz und Spannung entwickeln. Die stress- bzw. schmerzinduzierte Erhöhung der Muskelspannung stellt zunächst eine unkonditionierte Reaktion dar. In verschiedenen Laboruntersuchungen konnte der Nachweis erbracht werden, dass sich schmerzinduzierte Muskelspannungserhöhungen auf Umweltreize (z. B. Töne, Gesichter) konditionieren lassen, ein Prozess, der entscheidend zur Chronifizierung beitragen könnte (z. B. Schneider, Palomba & Flor, 2004).

Wie bei psychophysiologischen Störungen im Allgemeinen spielt zudem die Wahrnehmung und Interpretation interozeptiver Reize auch bei chronischen Schmerzsyndromen eine wichtige Rolle. Subjektive Überzeugungen bzgl. Ursache und Bedeutung von Körperempfindungen wirken sich entscheidend auf deren Interpretation aus. So lässt sich beispielsweise die Einschätzung eines nicht eindeutigen, aber affektiv neutralen vibrierenden Reizes durch entsprechende Vorinformation in Richtung „schmerzhaft" oder aber „angenehm" verändern. Eine adäquate Interpretation von Körperempfindungen ist nicht zuletzt wegen der unmittelbaren Auswirkungen auf das Verhalten von entscheidender Bedeutung. So kann beispielsweise die subjektive Überzeugung, dass sich bei Schmerz immer eine eindeutige somatische Ursache feststellen lässt, deren Heilung die Voraussetzung für Schmerzfreiheit ist, zu körperlicher Inaktivität führen (z.B. „wenn ich meinen Rücken schone, kann mein Körper heilen und die Schmerzen werden weggehen"). Des Weiteren kann eine rein somatische Interpretation des Schmerzes zu einer verstärkten Inanspruchnahme des Gesundheitssystems (z.B. „der Arzt muss nur die richtige Diagnostik anwenden, um den Schaden in meinem Rücken zu finden und korrigieren zu können") und bei mangelndem Erfolg von eingeleiteten therapeutischen Maßnahmen zu erhöhter subjektiver Beeinträchtigung, depressiven Verstimmungen und zunehmender Invalidität führen. Einstellungen und Meinungen über eine Krankheit erweisen sich in der Regel als äußerst stabil und sind nur schwer zu verändern, da die Tendenz besteht, widersprüchliche Informationen zu vernachlässigen oder zu vermeiden, d.h., es kommt zu einer selektiven Fokussierung auf Erfahrungen, die im Einklang mit den eigenen Annahmen stehen.

Als Folge von chronischen Schmerzen wurde zudem kortikale Reorganisation und Hyperreagibilität beobachtet. Diese kortikale Hyperreagibilität war umso ausgeprägter, je chronischer das Schmerzproblem war, was wiederum einen Lernprozess nahelegt. Diese Annahme wurde durch weitere Untersuchungen verstärkt, die zeigten, dass mit Schmerz assoziierte visuelle Reize (z.B. Schmerzworte) ebenfalls zu einer erhöhten kortikalen Reaktion früh nach Reizdarbietung führen und diese kortikale Antwort klassisch konditioniert werden kann. Diese zentralen Veränderungen der Schmerzverarbeitung könnten zu einer Überempfindlichkeit für nicht schmerzhafte wie auch schmerzhafte Reize führen. Dieses sogenannte Schmerzgedächtnis, das zusammenfassend strukturelle, funktionelle und verhaltensbezogene lernbedingte Prozesse zusammenfasst, kann Schmerz langfristig aufrechterhalten und verstärken (Mazza et al., 2017).

3 Neuropsychologische Folgen chronischer Schmerzen

Chronische Schmerzen können Aufmerksamkeit, kognitive Verarbeitungsgeschwindigkeit, Gedächtnis und exekutive Funktionen beeinträchtigen

Die am deutlichsten von chronischen Schmerzen betroffenen neuropsychologischen Domänen scheinen:

- kognitive und psychomotorische Verarbeitungsgeschwindigkeit
- Aufmerksamkeit
- Exekutive Funktionen
- Gedächtnis

Die Mehrzahl der Studien berichten jedoch nur von milden (insbesondere in den exekutiven Funktionen, Gedächtnis) bis maximal moderaten (insbesondere in der Verarbeitungsgeschwindigkeit und Aufmerksamkeit) Einbußen bei Patienten mit chronischen Schmerzen (u. a. Fibromyalgie, Generalisiertes Schmerzsyndrom, Kopfschmerz, Rückenschmerz; siehe Übersichtsarbeit von Higgins et al., 2018). Zudem liegen spezifische neuropsychologische Defizitprofile kaum vor oder finden sich bestenfalls bei Betrachtung bestimmter chronischer Schmerzsyndrome. Obwohl die Einbußen in den neuropsychologischen Leistungen meist nur gering sind, ist der Befund sehr stabil und konnte über eine Vielzahl von Studien repliziert werden.

Die unstrittig vorhandenen neuropsychologischen Auffälligkeiten müssen nicht direkt durch den chronischen Schmerz verursacht sein, sondern können durch gemeinsame Drittfaktoren wie Schlafstörungen und Stressreaktionen bedingt sein (Hart, Martelli & Zasler, 2000). Es gibt gewisse Hinweise, dass chronische Schmerzen in Folge von traumatischen Schädigungen mit (z. B. nach Gehirnerschütterungen), aber auch ohne ZNS-Beteiligung (z. B. Schädel- und Nackenverletzungen) eher von kognitiven Beeinträchtigungen begleitet werden als Schmerzen anderer Genese (Hart et al., 2003). In Folgenden sollen zuerst die neuropsychologischen Auffälligkeiten bei bestimmten chronischen Schmerzsyndromen dargestellt werden, um anschließend die Faktoren zu besprechen, die für den Zusammenhang zwischen chronischem Schmerz und neuropsychologischen Störungen relevant sein könnten.

3.1 Neuropsychologische Auffälligkeiten bei bestimmten chronischen Schmerzsyndromen

3.1.1 Chronischer Rückenschmerz

Chronische Rückenschmerzen scheinen allein mit leichten kognitiven Leistungseinbußen einherzugehen

Patienten mit chronischem Rückenschmerz ohne nennenswerte ZNS-Diagnose zeigten in einer Studie von Schwartz et al. (1987) in 25 % der Fälle leichte bis mittelgradige Auffälligkeiten in den Bereichen Informationsverarbeitungsgeschwindigkeit, geteilte Aufmerksamkeit und verbale (literale) Flüssigkeit. Kewman et al. (1991) beobachteten eine ähnliche Rate kognitiver Auffälligkeiten (32 %) bei Patienten mit muskuloskelettalem Schmerz mit Schmerzlokalisation im Rücken oder mit multilokulärer Schmerzcharakteristik. Der kognitive Störungsschwerpunkt lag im Bereich der Gedächtnisleistungen. Kognitive Beeinträchtigung und Schmerzstärke waren korreliert. In anderen Studien mit ähnlichen Patienten konnten diese Befunde jedoch nicht repliziert werden. Bell et al. (1999) beobachteten beispielsweise bei Patienten mit chronischen Schmerzen (65 % Rückenschmerzen) keine Auffälligkeiten in visuell-perzeptiven Leistungen, Gedächtnis, Aufmerksamkeit und psychomotorischer Geschwindigkeit. Der negative Befund kam zustande, obwohl einige Patienten depressiv waren. Möglicherweise spielt das Lebensalter eine entscheidende Rolle, inwieweit chronische Rückenschmerzen neuropsychologische Auffälligkeiten hervorrufen. Weiner et al. (2006) zeigten, dass ältere Patienten mit Rückenschmerzen (ca. 73 Jahre) im Vergleich zu schmerzfreien Altersgenossen gewisse neuropsychologische Auffälligkeiten (unmittelbares Behalten, verzögerter Abruf, Sprache, kognitive Flexibilität und Feinmotorik) aufwiesen, wobei nicht alle Bereiche betroffen waren (nicht betroffen waren die Aufmerksamkeit und räumliche Leistungen). Die Stärke des Rückenschmerzes war mit der neuropsychologischen Testperformanz invers korreliert; letztere moderierte wiederum den Zusammenhang zwischen Schmerz und körperlicher Funktionstüchtigkeit (Ganggeschwindigkeit, Gleichgewicht, Aufstehen, Rumpfrotation und Hebeübungen).

3.1.2 Kopfschmerzen

Kopfschmerzen gehen oftmals mit leichten bis mittelgradigen, eher unspezifischen neuropsychologischen Einbußen einher

Bei Patienten mit Kopfschmerzen werden fast regelmäßig leichte bis mittelgradige kognitive Störungen gefunden, die aber kein typisches Profil aufweisen und die Verarbeitungsgeschwindigkeit, verschiedene Aufmerksamkeitsdimensionen, das Verbalgedächtnis und andere verbale Fertigkeiten sowie die Inhibitionsfähigkeit betreffen. Solche Funktionsstörungen sind nicht nur während einer Kopfschmerzattacke oder bei starken Kopfschmerzen zu beobachten. Bei Migräne sind die Zusammenhänge zwischen dem Ausmaß kognitiver Beeinträchtigung einerseits und Attackenhäufigkeit, Migränestärke, dem Auftreten einer Aura, der Einnahme von Prophylaktika sowie der Komorbidität mit einer Depression andererseits wechselhaft und nicht zuverlässig darstellbar (Suhr & Seng, 2012). Auch beim Spannungskopfschmerz scheint die typische und/oder aktuelle Kopfschmerzstärke den neuropsychologischen Befund – hier sind vor allem Aufmerksamkeits- und Gedächtnisprobleme zu nennen – nicht eindeutig festzulegen, was eine Art von Schwelleneffekt nahelegen könnte, wonach die kognitiven Einschränkungen zwar von der Präsenz, nicht aber unbedingt von der Intensität des Kopfschmerzes abhängen (Kuhajda et al., 2002; Moore et al., 2013). Diese Befunde machen deutlich, dass Kopfschmerzpatienten häufig, aber meist nicht schwer neuropsychologisch betroffen sind und die kognitiven Ausfälle zudem nicht spezifisch sind.

3.1.3 Fibromyalgie

Die starken neuropsychologischen Defizite bei Fibromyalgie sollten in Diagnose und Therapie berücksichtigt werden

Die Fibromyalgie ist eine chronische Schmerzerkrankung, bei der ausgedehnte Schmerzen in mehreren Körperregionen (oft Rücken, Arme, Beine) auftreten und in den Muskeln, Sehnen sowie in den Gelenken spürbar sind. Die Schmerzsymptome werden von anderen charakteristischen Beschwerden begleitet, diese sind neben Schlafstörungen und Erschöpfung auch deutliche kognitive Auffälligkeiten.

Zur Beschreibung dieser kognitiven Auffälligkeiten hat sich der Begriff des „fibrofogs“ eingebürgert. Viele Patienten beklagen Konzentrations- und Denkstörungen sowie eine erhöhte Vergesslichkeit (Schmidt-Wilcke, Wood & Lürding, 2010). Fibromyalgie-Patienten beschreiben sich auch als häufiger und schwerer gestört als rheumatoide Arthritiker. Es ist zudem gezeigt worden, dass die Fibromyalgie-Patienten die kognitiven Beeinträchtigungen als sehr stark und alltagsrelevant empfinden. Grace et al. (1999) beobachteten bei Patienten mit Fibromyalgie, die an einem ambulanten Therapieprogramm teilnahmen, Beeinträchtigungen im Gedächtnis sowohl bei sofortigem als auch bei verzögertem Abruf. Da es auch Probleme mit der geteilten Aufmerksamkeit und der Informationsverarbeitungsgeschwindigkeit gegeben hatte, wurden alle kognitiven Probleme als primär attentional bedingt eingestuft. Die Schmerzstärke und die habituelle Angst, nicht jedoch die Depressivität und die Schlafstörungen korrelierten mit den kognitiven Defiziten. Zur Dokumentation der Stärke der neuropsychologischen Probleme ist eine Studie von Sletvold et al. (1995) aufschlussreich, der zufolge Patienten mit Fibromyalgie ähnlich schwere kognitive Defizite aufweisen wie Patienten mit majorer Depression. Bei den Fibromyalgie-Patienten war das komorbide Vorliegen einer Depression für das Ausmaß der kognitiven Defizite interessanterweise unerheblich. Einen vergleichbaren Hinweis zum Schweregrad der kognitiven Einschränkungen (auffällig: Verarbeitungsgeschwindigkeit, Arbeitsgedächtnis, freier Abruf, Wiedererkennen, verbale Flüssigkeit und Wortschatz) lieferten Park et al. (2001). Die Autoren konnten nachweisen, dass sich ihre Fibromyalgie-Patienten deutlich von einer gleichaltrigen Kontrollgruppe, nicht aber von einer um 20 Jahre älteren Kontrollgruppe unterschieden. Die Fibromyalgie scheint also kognitiv erheblich voraltern zu lassen. Zudem scheinen die kognitiven Defizite Ähnlichkeiten mit den „frontal akzentuierten“ Defiziten von Patienten mit psychischen Störungen wie Depression und Schizophrenie aufzuweisen. Die manchmal vorhandene Tendenz zur übersteigerten Wahrnehmung der objektiven Defizite und die Verschlimmerung der kognitiven Probleme durch begleitende depressive Symptome lassen immer wieder an eine ähnliche Ätiologie der kognitiven Dysfunktionen wie bei der Depression denken. Die Überlappung von Depression und Fibromyalgie in der Verursachung kognitiver Probleme könnte dadurch zustande kommen, dass bei beiden Erkrankungen strukturelle bzw. funktionelle Veränderungen in ähnlichen Hirnarealen beobachtet wurden. Hier sind vor allem der anteriore zinguläre Kortex (ACC) und der mediale und dorsolaterale Präfrontalkortex zu nennen (Schmidt-Wilcke et al., 2010). Eine andere ätiologische Verbindung könnte der gestörte Schlaf sein, der für die Depression ebenso typisch ist wie für die Fibromyalgie und sich negativ auf die kognitive Leistungsfähigkeit, speziell auf die Konsolidierung des expliziten Gedächtnisses auswirkt. Als gemeinsam betroffenes Neurotransmittersystem gilt das Dopaminsystem, das bei Fibromyalgie unteraktiviert ist und für eine Reihe kognitiver Prozesse von großer Relevanz zu sein scheint. Das beeindruckende Ausmaß und die Häufigkeit der neuropsychologischen Defizite bei Fibromyalgie lassen deren klinische Berücksichtigung in Diagnose und Therapie geraten erscheinen. Dies schlug sich auch in neuen diagnostischen Kriterien für die Fibromyalgie nieder (Wolfe et al., 2011), die eine gute Sensitivität und Spezifität aufweisen.

3.1.4 Schleudertrauma

Posttraumatischer Kopfschmerz nach Schleudertrauma geht häufig mit ausgeprägten kognitiven Einbußen, insbesondere mit Aufmerksamkeitseinbußen, einher

Ein diagnostisch besonderes Problem stellen immer wieder Patienten mit Schleudertrauma (Halswirbelsäule-Beschleunigungstrauma) dar. Das Schleudertrauma ist eine Abknickverletzung des Halses (Wirbel, Muskulatur, Bandscheiben), ausgelöst durch sehr plötzliche Bewegungen des Kopfes, wie sie zum Beispiel bei Auffahrkollisionen auftreten. Organisch-strukturelle Hirnschädigungen lassen sich kaum nachweisen. Akut präsentieren sich die meisten Patienten vor allem mit Schmerzen im Nacken- und Hinterhauptsbereich, aber auch mit unspezifischen neurologischen und neuropsychologischen Symptomen. Nach Abheilen aller gesicherten organischen Befunde leiden Patienten mit Schleudertrauma häufig immer noch unter vielfältigen Beschwerden inklusive Kopf- und/oder multilokulären Schmerzen. Auch bei sorgfältiger Berücksichtigung der manchmal bei potenziell sekundärem Krankheitsgewinn anzutreffenden Tendenz zur Simulation sind milde kognitive Defizite (z. B. Aufmerksamkeit, psychomotorische Geschwindigkeit, verbales Gedächtnis und Flüssigkeit) nicht auszuschließen (Kaiser, 2009; Schmand et al., 1998). Die kognitiven Störungen sind dabei ausgeprägter bei Patienten, die an Schmerzen leiden. Der posttraumatische Kopfschmerz stellt hierbei ein besonders häufiges Schmerzproblem nach Schleudertrauma dar. In der Akutphase eines mechanischen Traumas des Kopfes, Nackens und Gehirns liegt die Prävalenz des posttraumatischen Kopfschmerzes bei fast 90 % und nimmt später zwar deutlich ab, wird aber auch nach 6 Monaten noch auf 40 % und nach 4 Jahren noch auf 20 % geschätzt. Martelli et al. (1999) vermuten, dass bei Verwendung entsprechend sensitiver neuropsychologischer Indikatoren der nach Schleudertrauma auftretende Kopfschmerz – zumindest wenn die Beschwerden persistieren – fast immer mit kognitiven Auffälligkeiten verbunden ist. Zu nennen seien hier die Informationsverarbeitungsgeschwindigkeit und komplexere Aufmerksamkeitsleistungen, wohingegen Störungen der verbalen Flüssigkeit, der kognitiven Flexibilität sowie Lern- und Gedächtnisleistungen als sekundär gelten. Darüber hinaus neuropsychologisch beeinträchtigt wirken Patienten, die unter weiteren affektiven und funktionellen Symptomen wie Stimmungsstörungen, Schlafstörungen, Müdigkeit und subjektiver Energielosigkeit leiden

(Hart et al., 2000). Es muss dabei auch bedacht werden, dass nicht alle kognitiven Einschränkungen mit den Schmerzen zusammenhängen und einige daher auch bei Nachlassen der Schmerzen persistieren. Die kognitiven Beeinträchtigungen nehmen nach der Akutphase des Schleudertraumas deutlich ab, finden sich aber in abgeschwächter Form auch noch nach Monaten und Jahren. Dies gilt vor allem für die wahrscheinlich relevantesten kognitiven Beeinträchtigungen, nämlich die Aufmerksamkeitsstörungen, die auch für eine Reihe der anderen kognitiven Funktionseinschränkungen, vor allem für die Lern- und Gedächtnisstörungen, verantwortlich gemacht werden. Die Größenordnung der kognitiven Einschränkungen wird teilweise als erheblich beschrieben, und einige Autoren stimmen darin überein, dass eine Interpretation der kognitiven Störungen bei Schleudertrauma als rein instrumentelle Versuche zur Erreichung von Entschädigungszahlungen und anderen Kompensationen verfehlt ist (Kaiser, 2009). Bei Verdacht muss eine kompetente Beschwerdenvalidierung durchgeführt werden (vgl. Kapitel 5.7).

Merke

Neuropsychologische Auffälligkeiten scheinen bei chronischen Schmerzsyndromen häufig, aber nicht ausgeprägt und spezifisch zu sein. Meist sind hauptsächlich die Aufmerksamkeit, das Gedächtnis und die Exekutivfunktionen betroffen. Eindeutige Zusammenhänge zur Schmerzstärke fehlen. Wichtige moderierende Faktoren scheinen Stimmungs- und Schlafstörungen zu sein. Besonders erwähnenswert sind neuropsychologische Probleme bei der Fibromyalgie (differentialdiagnostisches Problem: Abgrenzung von der Depression) und beim posttraumatischen Kopfschmerz (differentialdiagnostisches Problem: Abgrenzung vom Schädel-Hirn-Trauma, siehe Kapitel 4.2), weil sie teilweise besonders stark sind und Anlass zu sekundären Gesundheitsproblemen geben.

3.2 Neuropsychologische Wirkungen von Analgetika

Opioidbedingte neuropsychologische Einbußen fallen bei stabiler Medikation eher gering aus

Neben dem Schmerz selbst kann auch die medikamentöse Schmerztherapie Auswirkungen auf die neuropsychologischen Leistungen haben. Schmerzmedikamente (Analgetika) lassen sich nach ihren Wirkungsmechanismen in Opioide und Nichtopioide einteilen. Während Nichtopioide (z. B. Acetylsalicylsäure, Ibuprofen, Paracetamol) ihre Wirkung vor allem im peripheren Nervensystem entfalten, so wirken Opioide (z. B. Morphin, L-Methadon, Fentanyl) überwiegend zentralnervös. Opioide binden an Opioidrezeptoren im Gehirn und im Rückenmark und hemmen hier die Weiterleitung nozizeptiver Informationen. Wurde die Verschreibung von Opioiden ursprünglich für starke Schmerzen bei Tumorerkrankungen definiert, so werden Opioide heute vorwiegend bei chronischen nicht tumorbedingten Schmerzen verordnet. So lagen 2010 bei insgesamt 76,7 Prozent aller Opioidempfänger keine Tumorerkrankungen vor (Schubert et al., 2013). Gerade die Langzeitbehandlung mit Opioiden bei Nichttumor-Schmerzen wird jedoch kontrovers diskutiert, vor allem vor dem Hintergrund der „opioid epidemic" in den USA, mit einer steigenden Zahl unbeabsichtigter Todesfälle durch Opiatüberdosierung, die mittlerweile höher liegt als die der durch Kokain und Heroin verursachten Überdosierungen zusammengenommen (Dhalla et al., 2011).

Neben der Gefahr der Abhängigkeit und Überdosierung wurde auch häufig darauf hingewiesen, dass Opioide negative Effekte auf die kognitiven Fähigkeiten haben. So berichten Opioidempfänger häufig von Gedächtnisproblemen, verminderter Verarbeitungsgeschwindigkeit, Konzentrationsproblemen und leichter Verwirrtheit (Jonsson et al., 2011). Placebo-kontrollierte Studien an gesunden Personen scheinen die subjektiven Angaben zu bestätigen. So zeigte sich unter Einsatz neuropsychologischer Testverfahren, dass sowohl Aufmerksamkeits- als auch Gedächtnisleistungen bis zu vier Stunden nach einmaliger Opioideinnahme signifikant vermindert waren (Cherrier et al., 2009). Interessanterweise kommen jedoch Studien, die den Effekt von Opioid-Langzeittherapien auf die kognitiven Leistungen untersuchen, zu weniger eindeutigen Ergebnissen (Block & Cianfrini, 2013; Schiltenwolf et al., 2014), was das Ausmaß an kognitiven Einbußen betrifft. Deutlichere kognitive Einbußen manifestierten sich primär zu Beginn der Opioid-Therapie, vor allem im Bereich von (komplexer) Aufmerksamkeit und Gedächtnis. Diese Einbußen scheinen aber im Verlauf einer stabilen Opioid-Therapie nachzulassen. So zeigten stabil eingestellte Patienten im Vergleich zu einer Kontrollgruppe keine kognitiven Einbußen (Bruera et al., 1989). Kommt es jedoch zu einer Dosiserhöhung, so zeigen sich innerhalb der ersten Woche erneut signifikante kognitive Leistungseinbußen, welche jedoch nach einigen Wochen nicht mehr nachweisbar sind. Es gibt sogar Befunde, die verbesserte kognitive Leistungen bei Opioid-Therapie im Vergleich zu unbehandelten Schmerzpatienten fanden, was vermutlich auf den verminderten Schmerz und verbesserten Affekt zurückzuführen ist (Higgins et al., 2018). Insgesamt sind die Befunde zum Einfluss der Opioid-Therapie auf die kognitiven Leistungen noch uneindeutig, scheinen aber in den letzten Jahren darauf hinzudeuten, dass die gefundenen kognitiven Einbußen bei chronischen Schmerzpatienten kein Epiphänomen der Opioid-Therapie sind.

Merke

Medikamentöse Schmerzbehandlung mit Opioiden scheint insbesondere zu Beginn der Behandlung und nach Erhöhung der Dosis zu deutlichen kognitiven Einbußen zu führen. Bei stabil eingestellter Medikation sind die durch Opioide ausgelösten kognitiven Einbußen jedoch eher zu vernachlässigen.

3.3 Faktoren, die neuropsychologische Auffälligkeiten bei chronischen Schmerzen erklären können

3.3.1 Veränderungen im Gehirn

Neuropsychologische Auffälligkeiten bei chronischen Schmerzen sind multikausal bedingt und reichen von strukturellen Hirnveränderungen bis zu Stress und Schlafproblemen

Bei neuropsychologischen Erwägungen ist es wichtig, zu prüfen, ob Veränderungen im Gehirn vorliegen, die kognitive Störungen erklären könnten. Aus klassischer neuropsychologischer Perspektive gelten vor allem strukturelle Veränderungen als interessant. Solche Veränderungen wurden in letzter Zeit zunehmend bei Patienten mit chronischen Schmerzen in Hirnregionen gefunden, die mit der zentralen Schmerzverarbeitung befasst sind. Betroffene Patienten sind solche mit Phantomschmerz, chronischem Rückenschmerz, Reizdarm, Fibromyalgie, chronischem Spannungskopfschmerz und Migräne (z. B. Smallwood et al., 2013; Kuner & Flor, 2017). Die strukturellen Veränderungen im Sinne einer Abnahme der Dichte der grauen Substanz sind bei den genannten Schmerzsyndromen regional verschieden; doch überlappen sie im anterioren zingulären Kortex (ACC), im orbitofrontalen Kortex, in der Insel und der dorsalen Pons (Smallwood et al., 2013). Es scheint, dass selbst verschiedenartige Schmerzsyndrome gemeinsame strukturelle Auffälligkeiten in Regionen aufweisen, die Integrationszentren bei der Schmerzregulation sind. Es blieb aber bislang unklar, ob die strukturellen Auffälligkeiten Ursachen oder Folgen chronischer Schmerzen sind; in letzterem Falle könnten sie sogar reversibel sein. Es ist eher zweifelhaft, dass die verschiedenen Schmerzsyndrome ganz spezifische strukturelle Signaturen im Gehirn aufweisen (May, 2011). Obwohl einige der bei chronischem Schmerz beobachteten strukturellen Hirnauffälligkeiten in Regionen zu finden sind, die ebenfalls für kognitive Leistungen relevant sein könnten, kann bislang aus der strukturellen Bildgebung bei Schmerzpatienten keine für die Vorhersage kognitiver Dysfunktionen verwertbare Information gewonnen werden. Die Relevanz funktioneller Hirnstörungen wird in diesem Buch an anderem Orte diskutiert (vgl. Kapitel 4).

3.3.2 Intensität und Lokalisation des Schmerzes

Bei chronischen Schmerzen ist es denkbar, dass die Intensität und Lokalisation des Schmerzes von Bedeutung sein könnten, wenn nach Faktoren gefahndet wird, die kognitive Störungen wahrscheinlich machen. Bezüglich der Lokalisation ergibt sich jedoch kein eindeutiges Bild. So wäre es denkbar, dass Schmerzen im Kopfbereich mit ausgeprägteren neuropsychologischen Defiziten einhergehen als Rückenschmerzen. Dies stimmt auch in Bezug auf posttraumatische Kopfschmerzen, die häufig mit deutlichen kognitiven Einbußen verbunden sind; jedoch fallen die Einbußen bei Migräne und Spannungskopfschmerz nicht stärker als bei Rückenschmerzen aus. Auch die Intensität des Schmerzes scheint nur bedingt als Prädiktor für kognitive Störungen in Frage zu kommen. So scheint die Intensität nicht unbedingt linear wirksam zu sein, sondern nach einem Schwellenprinzip zu fungieren, so dass Schmerzen erst ab einer bestimmten Stärke mit kognitiven Beeinträchtigungen verbunden sind. Da die Intensität chronischer Schmerzen zudem mit Stimmungs- sowie Schlafstörungen und der psychischen Belastung im Allgemeinen korreliert ist, ist oft nicht eindeutig zu klären, was der eigentlich ursächliche Faktor ist (Hart et al., 2000).

3.3.3 Schlafprobleme/Stressreaktionen

Weitere potenzielle ätiologische Überlappungen existieren zwischen chronischen Schmerzen und Schlafproblemen sowie Stressreaktionen, die alle ebenfalls kognitive Probleme nach sich ziehen können. Als gemeinsame neurobiologische Basis dieser Störungen gelten Fehlregulationen des anterioren zingulären Kortex (ACC) und der Hypothalamus-Hypophysen-Nebennierenrinden-Achse (Martelli et al., 2004). Schlafprobleme verlangsamen schon bei einfachen Aufmerksamkeitsaufgaben die Reaktionszeit und führen zu Leistungseinbrüchen bei Vigilanzaufgaben. Bei den exekutiven Funktionen sind Aufgaben zur kognitiven Flexibilität besonders betroffen. Bei der Gedächtnisbildung wirken sich Schlafprobleme sowohl auf das Enkodieren als auch auf das Konsolidieren aus. Die beobachteten Störungen des emotionalen Gedächtnisses könnten auch Rückwirkungen auf den chronischen Schmerz haben. Die kognitiven Effekte der Schlafprobleme kumulieren mit der Zeit (Anderson & Bradley, 2013). Maladaptive physiologische Stressreaktionen und Dysregulationen der Hypothalamus-Hypophysen-Nebennierenrinden-Achse führen sehr wahrscheinlich bei Patienten mit chronischem Schmerz ebenfalls zu kognitiven Störungen, wobei hauptsächlich Gedächtnisdefizite in Folge von Stresswirkungen auf Hippocampusfunktionen zu erwähnen sind (Hart et al., 2003).

3.3.4 Kognitive Interferenz

Psychologische Erklärungen thematisieren das Interferenzpotenzial, das dauerhafte Schmerzen besitzen, weil sie kognitive Ressourcen binden, die zu ihrer Bearbeitung benötigt und somit anderen kognitiven Prozessen vorenthalten werden (Eccleston & Crombez, 1999). Eine solche rein kognitiv argumentierende Hypothese scheint auf den ersten Blick mit Beobachtungen im Widerspruch zu stehen, dass chronische Schmerzen neuropsychologisch besonders auffällig werden, wenn sie von emotionalen Problemen (z. B. Depression) begleitet werden. Eine Lösung dieses theoretischen Konfliktes könnte darin bestehen, dass gerade solche emotionalen Probleme die Schmerzpatienten besonders für die postulierte kognitive Interferenz empfindlich machen (Hart et al., 2003).

3.3.5 Kogniphobie

Eine andere theoretisch und klinisch sehr interessante Annahme zur Ätiologie von neuropsychologischen Defiziten beim chronischen Schmerz ist mit dem Konzept der „Kogniphobie“ verbunden. In Analogie zur „Kinesiophobie“, der Furcht, durch Bewegungen Schmerzen auszulösen (Korri, Miller & Todd, 1990), wird dabei davon ausgegangen, dass bestimmte Patienten kognitive Minderleistungen erbringen, um Kopfschmerzen, andere Schmerzen und gar schmerzhafte Hirnschädigungen zu vermeiden. Somit wären die neuropsychologischen Auffälligkeiten phobisches Vermeiden von besonderer kognitiver Anstrengung. Besondere Bedeutung hätte dieses Phänomen insbesondere bei posttraumatischen Kopfschmerzen und könnte dort über längere Zeit fortbestehen. Eine angstlösende Behandlung könnte die einzige Möglichkeit sein, das frühere Funktionsniveau wiederherzustellen (Martelli, Grayson & Zasler, 1999). Mittlerweile gibt es schon einige Befunde, die diese Hypothese empirisch auch untermauern (Suhr & Spickard, 2012; Seng & Klepper, 2017).

Merke

Als ursächliche Faktoren für den Zusammenhang zwischen chronischem Schmerz und neuropsychologischen Auffälligkeiten werden diskutiert: Strukturelle Hirnveränderungen durch chronischen Schmerz, assoziierte Probleme wie Schlafstörungen und chronischer Stress, kognitive Interferenzeffekte durch Schmerz und die „Kogniphobie“, also das Vermeiden von Schmerz durch das Vermeiden kognitiver Anstrengungen. Mögliche Moderatorvariablen könnten Intensität und die Lokalisation des Schmerzes sein.

Klinische Implikationen: Neuropsychologische Auffälligkeiten bei Schmerzpatienten sind selten so schwer, dass die Neuropsychologie in die Routineuntersuchungen aufgenommen werden müsste. Klagt der Patient aber über kognitive Einschränkungen oder werden solche fremdanamnetisch wahrscheinlich, sollte unbedingt diagnostisch gehandelt werden. Kognitive Störungen sind zwar für sich beeinträchtigend genug, stören aber auch die Therapie der Schmerzen nachhaltig. Viele Verordnungen und Therapiehinweise werden in einer Form vorgebracht, die weitgehende kognitive Funktionstüchtigkeit voraussetzen. Mangelnde Adhärenz kann auch allein Folge eines Nicht-Verstehens und eines Sich-nicht-merken-Könnens sein.

3.4 Besonderheiten neuropsychologischer Untersuchungen bei Schmerzpatienten

Beachte: Hat der Patient während der neuropsychologischen Untersuchung Schmerzen?

Da es oft unklar bleibt, ob kognitive Dysfunktionen bei Patienten mit chronischen Schmerzen direkte Folgen zerebraler Schädigungen sind, die vor allem bei posttraumatischen Schmerzen zu bedenken sind, oder ob die interferierende Wirkung auf die kognitiven Leistungen durch den aktuellen Schmerz zustande kommt, sollte die neuropsychologische Statuserhebung wiederholt und vor und nach der Schmerzbehandlung erfolgen. Im zweiten Falle könnten die kognitiven Störungen nach erfolgreicher Schmerzbehandlung deutlich minimiert sein. Eccleston (1995) spricht in diesem Zusammenhang von der „interruptiven Natur" des Schmerzes. Vor allem sehr intensive, stark fluktuierende und attackenartige Schmerzen können die kognitiven Leistungen stören. Je nach Fragestellung kann es daher ratsam sein, die neuropsychologische Untersuchung zu verschieben, bis der Patient eine adäquate Schmerzversorgung erhalten hat. Alternativ kann die neuropsychologische Testung gerade bei starken Schmerzbeschwerden geplant werden; dies kann angeraten sein, wenn ZNS-Schädigungen die berichteten kognitiven Störungen nur unzureichend erklären und sozusagen ein Interferenztest bei starkem Schmerz durchgeführt werden muss.

Wie bereits erwähnt (vgl. Kapitel 3.3.3) leiden Patienten mit chronischen Schmerzen häufig unter Schlafstörungen. Aus diesem Grund sollten in die neuropsychologische Untersuchung Fragen nach dem Nachtschlaf integriert werden, und der Neuropsychologe sollte auch besonders darauf achten, dass der Patient einen guten Nachtschlaf hatte. Zudem gilt es dafür zu sorgen, dass die Untersuchung selbst nicht – z. B. durch erzwungene ungünstige Körperhaltungen – schmerzverstärkend wirkt. Mitunter wird es notwendig, die Testbedingungen der Schmerzsymptomatik anzupassen. So kann es geboten sein, die Sitzgelegenheit des Rückenschmerzpatienten bei Computertests, die feste Abstände zum Bildschirm erfordern, biomechanisch zu optimieren. Auf alle Fälle sollte die Stärke des aktuellen Schmerzes mit einem entsprechenden Selbstbeurteilungsverfahren (vgl. Kapitel 5.2.6) erfasst werden. Wenn die neuropsychologische Untersuchung von Schmerzpatienten zum Routineprogramm der Behandlungseinrichtung gehört, müsste Vorkehrung getroffen werden, dass die Untersucher zumindest über minimale Kenntnisse bezüglich der Verhaltensmerkmale von Schmerzen verfügen (Martelli et al., 2004).

Bei Patienten mit neuropsychologischen Problemen und chronischen Schmerzen muss diese Kombination bei der Beschwerdenvalidierung berücksichtigt werden (vgl. Kapitel 5.7). Stark fluktuierende kognitive Einschränkungen können bei Berücksichtigung des Schmerzverlaufes die manchmal verloren gegangene Plausibilität zurückgewinnen lassen. Schmerzpatienten sollten daher von Kolleginnen und Kollegen diagnostiziert und begutachtet werden, die entsprechende Kompetenzen in der Durchführung und Interpretation von Schmerzmessungen haben. Instrumentelles Verhalten in der Diagnostik kann beim gemeinsamen Auftreten von neuropsychologischen Störungen und chronischen Schmerzen kompliziert werden und vielfältige Wechselwirkungen aufweisen.

Diagnostische Sonderfälle können entstehen, wenn das neuropsychologische Problem dem Patienten die verbale Kommunikationsfähigkeit nimmt. Hierfür können wie bei der Aphasie linguistische oder wie bei Demenz kognitive Ursachen verantwortlich sein. Resultat ist auf jeden Fall, dass der Patient nicht auf die ebenfalls bestehende Schmerzproblematik hinweisen kann, so dass mögliche Interferenzen mit den geforderten neuropsychologischen Leistungen unentdeckt bleiben können. Wiederum kann nur ausreichende Kenntnis über die Verhaltensmerkmale des Schmerzes (vgl. Kapitel 5.3) helfen, dieses diagnostische Problem zu lösen.

Merke

Bei der neuropsychologischen Untersuchung von Schmerzpatienten sollte sowohl die momentane Schmerzstärke erfasst werden als auch darauf geachtet werden, dass die Testbedingungen (z. B. Sitzhaltung) nicht zu einer Schmerzverstärkung führen. Generell sind Grundkenntnisse im Schmerzbereich hilfreich, um die Testergebnisse valide interpretieren zu können.

4 Spezielle Schmerzsyndrome bei neurologischen Erkrankungen des ZNS

Schmerz ist ein häufiges Symptom neurologischer Erkrankungen des ZNS

Hier kann es nicht um eine Vollständigkeit beanspruchende Übersicht zu Schmerzen bei neurologischen Störungen gehen, sondern nur darum, Neuropsychologen für das mögliche Auftreten von Schmerzen bei Erkrankungen zu sensibilisieren, mit denen der neuropsychologische Alltag häufig Kontakt verspricht. Daher werden hier nur der Schlaganfall, die Multiple Sklerose, das Schädel-Hirn-Trauma, der Morbus Parkinson und die Demenz kurz besprochen. Da die Depression bei solchen Störungen komorbid ubiquitär ist, müssen auch hierzu einige Anmerkungen zur Rolle des Schmerzes gemacht werden.

4.1 Schmerz bei Schädel-Hirn-Trauma (SHT)

Nach Schädel-Hirn-Trauma leiden fast 60 % der Patienten an Kopfschmerzen

Chronischer Schmerz ist eine verbreitete Komplikation eines SHT und kann unabhängig von psychologischen Störungen wie Posttraumatische Stresserkrankung und Depression auftreten. Der überraschende klinische Eindruck hat sich bestätigen lassen, dass das leichte SHT mit einer höheren Prävalenz chronischer Schmerzen verknüpft ist als mittelgradige und schwere Formen. Der Grund dafür ist noch unklar. Eine Teilerklärung mag darin liegen, dass Patienten mit schwereren Formen eines SHT Schwierigkeiten haben, ihre Symptome zu elaborieren und zu berichten, weil sie unter Gedächtnisstörungen, Sprachproblemen und Störungen der Exekutivfunktionen leiden. Eine Reihe von Studien belegt, dass der Kopfschmerz mit einer Prävalenz von fast 60 % ein sehr häufiges Symptom eines SHT ist (Nampiaparampil, 2008). Begleitsymptome sind Schwindel, mangelhafte Konzentrationsfähigkeit, Nervosität, Wesensänderungen und Insomnien. Bei Patienten mit vorbestehendem Kopfschmerz verschlimmert sich der Schmerz häufig nach dem SHT. Neben einer Reihe anderer nach SHT vermehrt auftretenden Schmerzformen muss noch das Complexe Regionale Schmerzsyndrom (CRPS) genannt werden, das neuropathischen Ursprungs ist und sonst eher bei peripheren Nervenverletzungen auftritt. Unklar ist, ob es auch eine zentrale Genese des CRPS gibt oder ob das CRPS beim SHT Folge von Polytraumen ist. Polytraumen (gleichzeitige Verletzungen mehrerer Körperregionen) beinhalten auch häufig ein SHT (Nampiaparampil, 2008). Vernon-Wilkinson und Tuokko (1993) untersuchten Patienten mit SHT, die zum einen über Schmerzen berichteten oder über ihr Verhalten anzeigten und zum anderen schmerzfrei waren. Obwohl das SHT in ersterer Gruppe klinisch und neuroanatomisch eher geringer erschien, war die Testperformanz der schmerzgeplagten Patienten in den Bereichen Intelligenz, Gedächtnis und schlussfolgerndes Denken schlechter. Die Schmerzpatienten mit SHT litten zudem unter einer stärkeren psychischen Belastung. Da Schmerzen gerade bei leichtem SHT ein häufiges Symptom zu sein scheinen, ist es schwierig und eine differentialdiagnostisch besondere Aufgabe festzustellen, welcher Anteil der kognitiven Einschränkungen auf den Schmerz und welcher Anteil auf das SHT direkt rückführbar ist, was relevante neuropsychologische Implikationen hat.

4.2 Schmerz bei Multipler Sklerose (MS)

Mehr als 50 % der Patienten mit Multipler Sklerose leiden unter neuropathischen oder muskuloskelettalen Schmerzen

Die Punktprävalenz von Schmerz bei MS liegt bei ungefähr 50 %, und die 1-Monatsprävalenz bei ca. 75 % (O'Connor et al., 2008). Der Schmerz bei MS kann entweder neuropathischen oder muskuloskelettalen Ursprungs sein und sowohl in akuter als auch chronischer Form auftreten. Es werden unterschiedliche Schmerzformen beobachtet, wozu Extremitätenschmerzen, die trigeminale Neuralgie, das Lhermitte-Zeichen, schmerzhafte tonische Krämpfe, Rücken- und Kopfschmerzen gehören. Der Schmerz bei MS kann neben konstanten auch attackenartige Verläufe in Form der trigeminalen Neuralgie oder paroxysmaler tonischer Krämpfe aufweisen. Es gibt genügend Hinweise, die einen engen Zusammenhang zwischen den zentralen neuropathischen Schmerzen und der Bildung von Plaques in Rückenmark und Gehirn vermuten lassen. Die Ursachen für die Rücken- und Kopfschmerzen sind hingegen weitgehend ungeklärt. Die Schmerzen sind entweder direkte Folge der MS oder Folge deren Behandlung (Ehde et al., 2006; Nurmikko, Gupta & MacIver, 2010).

4.3 Schmerz bei altersassoziierten neurologischen Erkrankungen

Insgesamt nimmt die Häufigkeit chronischer Schmerzzustände mit dem Alter zu. So beläuft sich die Zahl älterer Menschen mit chronischen Schmerzen auf 25 bis 60 % (Wolter, 2017; Van der Leeuw et al., 2015). Es wird angenommen, dass der altersassoziierte Zuwachs an chronischen Schmerzzuständen auf (i) eine Zunahme der Multimorbidität – einschließlich der Zunahme an schmerzverursachenden Erkrankungen – als auch (ii) auf Alterationen im Schmerzsystem – erhöhte Schmerzschwelle, verminderte endogene Schmerzhemmung – (Lautenbacher, Peters et al., 2017) zurückzuführen ist. Über diese generelle altersbedingte Zunahme an chronischen Schmerzen hinaus kommt es bei bestimmten altersassoziierten neurologischen Erkrankungen zu einem weiteren Anstieg der Schmerzprävalenz.

4.3.1 Schmerz bei Schlaganfall

Nach Schlaganfall leiden 5 % bis 12 % der Patienten an zentralen Schmerzen

Der zentrale Schmerz nach Schlaganfall tritt bei etwa 5 % bis 12 % der Patienten sowohl nach Infarkten als auch bei Blutungen auf (Paolucci et al., 2015). Besonders betroffen sind Patienten mit Schlaganfällen im Thalamus (ventroposteriorer Teil) und in der lateralen Medulla, wobei bei fast allen Schädigungen in subkortikalen und kortikalen Arealen Schmerzen vorkommen können. Der zentrale Schmerz nach Schlaganfall lässt sich zumindest teilweise auf eine Deafferentierung des spinothalamischen Bahnsystems zurückführen (Klit, Finnerup & Jensen, 2009). Die Charakteristik des zentralen Schmerzes ist eindeutig neuropathisch, wobei das Erscheinungsbild extrem vielfältig ist. Häufig wird der Schmerz in der auch von sensorischen Ausfällen betroffenen Körperhalbseite lokalisiert; dies trifft vor allem bei thalamischen Infarkten zu, während bei Betroffenheit der Medulla auch Gesichtsschmerzen auftreten. Hierbei kommt es in gleicher Weise zu sensorischen Verlusten (Kalt- und Warmempfindlichkeit, Spitz-Stumpf-Unterscheidung und Schmerzempfindlichkeit) wie auch zu Überempfindlichkeiten (Allodynie = Schmerzempfindungen bei sonst nicht schmerzhaften Reizen; Dysästhesie = abnorme ausgelöste oder spontane Missempfindung; Klit et al., 2009). Die Schmerzen nach Schlaganfall werden häufig als „brennend“, „pochend“, „stechend“ und „einschießend“ beschrieben; sie sind bei starken interindividuellen Variationen in der durchschnittlichen Intensität häufiger konstant als intermittierend. Die Schmerzen treten in der Regel schleichend in den ersten Monaten nach Schlaganfall auf. Verschlechterungen werden oft durch Kälte, Bewegung, Stress und starke Emotionen ausgelöst. Zudem kann es durch Lähmungserscheinungen nach Schlaganfall zu chronischen Schmerzen kommen. Hier ist vor allem das Symptom „Schmerzhafte Schulter nach Schlaganfall“ zu nennen. Die Ursachen für dieses Symptom sind vielfältig und umfassen Sublaxion (unvollständige Ausrenkung eines Gelenkes), mangelnde Lagerung und traumatisierende passive Bewegungen des gelähmten Armes (Conrad & Herrmann, 2009).

4.3.2 Morbus Parkinson (MP)

Mehr als 50 % der Parkinson-Patienten leiden an chronischen (oft muskuloskelettalen) Schmerzen

Als Symptom wird Schmerz bei MP oft vernachlässigt, was zu Unrecht geschieht, wie die Prävalenzstatistiken zeigen. Demnach leidet rund die Hälfte der Parkinson-Patienten an Schmerzen. Manche Schätzungen gehen sogar von einer Schmerzprävalenz von 70 % bis 90 % bei Parkinson-Patienten aus (Priebe et al., 2012). Die Schmerzen, die bei der Parkinsonerkrankung auftreten, lassen sich grob in zwei Typen unterteilen: Schmerzen, die direkte Konsequenz der Parkinson-Pathophysiologie, also zentrale Schmerzen sind, und Schmerzen, die als sekundäre Symptome der motorischen Störungen auftreten wie beispielsweise muskuloskelettale Schmerzen. Das gehäufte Auftreten von muskuloskelettalen Beschwerden bei Parkinson-Kranken im Vergleich zu Gesunden wird besonders mit der Bewegungsarmut (Akinese) sowie der Muskelsteifheit (Rigor) und der daraus resultierenden häufig ungünstigen Körperhaltung in Verbindung gebracht (Ford, 1997). Auch der typische Parkinson-Tremor ist durch die permanente Muskelaktivität häufig mit Schmerz verbunden. Dystonien können über körperliche Fehlhaltungen mit unphysiologischer Gelenkbelastung zu starken Schmerzen führen (Priebe, Rieckmann & Lautenbacher, 2012).

4.3.3 Schmerz bei Demenz

Mehr als 50 % der Demenz-Patienten leiden unter Schmerzen

Die Demenz ist sehr wahrscheinlich in keiner Form direkte Ursache von Schmerz, aber aufgrund der hohen Prävalenz sowohl von Demenz als auch von chronischem Schmerz in fortgeschrittenem Alter sind beide häufig miteinander vergesellschaftet (Lautenbacher & Gibson, 2017). Zwischen 45% und 85% der Bewohner von Alten- und Pflegeheimen leiden unter akuten und chronischen Schmerzen, besonders diejenigen mit mäßiger bis schwerer Demenz (Achterberg et al., 2013). Die meisten Betroffenen leiden unter Schmerzen muskuloskelettalen Ursprungs. Muskuloskelettaler Schmerz erhöht das Risiko von Bewegungseinschränkungen, funktionellen Handicaps sowie von Muskelschwäche. Andere sehr häufige Schmerzquellen sind die Gelenke; Kopfschmerzen und viszerale Schmerzen sind hingegen relativ gesehen seltener als bei jüngeren Personen. Schmerzen stellen bei Patienten mit Demenz ein besonderes Problem dar, weil deren mangelhafte Kommunikationsfähigkeit es erschwert, die für die Diagnose relevanten Hinweise zu liefern (Kunz & Lautenbacher, 2015). Es fehlen hierzu zunehmend die kognitiven und linguistischen Voraussetzungen. Die Folge ist in vielen Fällen eine unzureichende und unnötig späte Diagnose, die wiederum eine adäquate Schmerzversorgung verhindert. Eine Schmerzunterversorgung ist häufig logische Folge. Die den Demenzpatienten betreuenden Pflegekräfte und Familienangehörigen müssen daher die Verhaltenszeichen des Schmerzes erkennen lernen, um diese verhängnisvolle Unterversorgung zu vermeiden (Husebo et al., 2012). In der Vergangenheit wurden Verhaltenszeichen des Schmerzes oftmals als demenzbedingte Verhaltensstörungen fehldiagnostiziert; Folge war eine Fehlbehandlung mit Psychopharmaka. Oft verwechselt wurde ein schmerzbedingtes Abwehren von Pflegemaßnahmen mit einer demenzbedingten Aggressivität oder eine schmerzbedingte Unruhe mit einer demenzbedingten Agitiertheit. Eine norwegische Studie konnte zeigen, dass bei einer adäquaten Schmerztherapie sich solche Verhaltensprobleme deutlich verbesserten (Husebo et al. 2011), was darauf schließen lässt, dass sie sehr häufig schmerzbedingt waren.

Merke

Schmerz ist ein häufiges Symptom neurologischer Erkrankungen des ZNS und kann als neuropathischer Schmerz direkte Folge oder als muskuloskelettaler Schmerz Folge von motorischen Problemen sein (z.B Immobilität, einseitige biomechanische Belastung, Spastiken). Häufig ist die genaue Ätiologie des Schmerzes aber noch ungeklärt. Stören neurologische Erkrankungen die Kommunikationsfähigkeit des Patienten wie bei der Demenz, sind fehlerhafte Diagnosen und eine Schmerzunterversorgung leider häufig. Neuropsychiatrische Probleme verstärken vorbestehende Schmerzen oder lösen gar neue aus; auf alle Fälle behindern sie eine adaptive Schmerzbewältigung.

5 Schmerzdiagnostik und -messung

5.1 Interviews

Als zentrales Element klinischer Schmerzdiagnostik ist das Schmerzinterview anzusehen, das letztlich die Grundlage für eine Verhaltensanalyse bildet. Im Interview sollten Informationen zu folgenden Aspekten erhoben werden:
a) das Schmerzproblem und seine Entwicklung;
b) Lokalisation, Dauer, Intensität, Häufigkeit der Schmerzen;
c) Antezedenzen und Konsequenzen;
d) Vermeidungs- und Fluchtverhalten;
e) zusätzliche Probleme;
f) Informations- und Kommunikationsdefizite;
g) spezifische Problembereiche

(vgl. Kröner-Herwig et al., 2017; Flor & Hermann, 2012, und Anhang 11.1).

Bei älteren Patienten können sensorische und kognitive Beeinträchtigungen die Schmerzdiagnostik erschweren. Um diesen möglichen Beeinträchtigungen Rechnung zu tragen, wurde ein strukturiertes Schmerzinterview speziell für ältere Personen entwickelt, welches bei geriatrischen Schmerzpatienten (mit und ohne kognitive Beeinträchtigung) hinsichtlich Güte und Akzeptanz überprüft wurde. Dieses „Strukturierte Schmerzinterview für geriatrische Patienten" (Basler et al., 2001) ist auch im Anhang dieses Buches zu finden (Anhang 11.2). Das Interview beinhaltet Fragen zur Schmerzlokalisation, Schmerzintensität, Schmerzdauer und -persistenz und Beeinträchtigung. Die Autoren empfehlen zudem eine Fremdanamnese zu Medikation, vorherigen Behandlungen und zur Wohnsituation und die Durchführung des Mini-Mental-State-Examination (MMSE), da sich bei einem MMSE-Wert <10 die Interpretation der erhaltenen Daten als fraglich erweist.

5.2 Fragebögen und Skalen

5.2.1 Fragebögen – Erfassung des Schmerzerlebens

Zur Erfassung der Mehrdimensionalität des Schmerzes wird häufig der McGill-Schmerzfragebogen bzw. werden Varianten des McGill-Schmerzfragebogens eingesetzt

Der McGill-Schmerzfragebogen (McGill Pain Questionnaire, MPQ; Melzack, 1975) ist das wohl am weitesten verbreitete Instrument zur Erfassung der postulierten Mehrdimensionalität der Schmerzempfindung. Der MPQ besteht neben Fragen zur Schmerzlokalisation und Schmerzstärke aus 16 a priori definierten Adjektivgruppen, von denen 10 die sensorisch-diskriminative, 5 die affektiv-motivationale und 1 die kognitiv-evaluative Komponente des Schmerzes repräsentieren. Die Adjektive innerhalb jeder Gruppe sind je nach Intensität (von Experten und Patienten eingeschätzt) in einer Rangfolge angeordnet. Pro Adjektivgruppe kann vom Proband maximal ein Adjektiv zur Schmerzbeschreibung ausgewählt werden. Für jede der drei Schmerzkomponenten lässt sich ein sog. Schmerzratingindex durch Summieren der Rangplätze der in jeder Adjektivgruppe gewählten Schmerzworte berechnen. Daten zur Reliabilität des gesamten Bogens liegen zwar vor, jedoch sind Stabilität und interne Konsistenz der Unterskalen unbekannt. Die von Melzack postulierte Faktorenstruktur des MPQ konnte nicht konsistent repliziert werden. Für den deutschen Sprachraum wurden verschiedene Übersetzungen bzw. Adaptationen des MPQ erstellt, die allerdings unzureichend empirisch überprüft worden sind. Auch ist an den deutschen Instrumenten zu bemängeln, dass sie sich an Übersetzungen der MPQ orientierten und keine eigenständige deutsche Wortliste verwendeten. Ausgehend vom MPQ wurde ein eigenständiges Messinstrument, die Schmerzempfindungsskala (SES; Geissner, 1995), entwickelt und umfassend psychometrisch überprüft. Wie mittels eines Strukturmodells nachgewiesen werden konnte, liegen der Schmerzempfindung zwei Globalfaktoren (sensorisch und affektiv) zugrunde, die sich in drei (Rhythmik, lokales Eindringen, Temperatur) bzw. zwei (allgemeine Affektivität, Hartnäckigkeit) Merkmalsdimensionen auf Itemebene widerspiegeln. Die hohe Interkorrelation zwischen sensorischer und affektiver Komponente der SES wirft allerdings ebenso wie beim MPQ die Frage nach der differentiellen klinischen Relevanz der Unterscheidung zwischen beiden Komponenten auf.

Für die Erfassung des Schmerzerlebens sowie insbesondere der psychosozialen und physischen Konsequenzen eines chronischen Schmerzleidens stehen eine Reihe von Fragebögen zur Verfügung. Der Multidimensionale Schmerzfragebogen (MPI, deutsch: Flor et al., 1990) besteht aus 3 Teilen mit insgesamt 13 Subskalen, die das subjektive Schmerzerleben, die Beeinträchtigung durch den Schmerz, Reaktionen wichtiger Bezugspersonen und das allgemeine Aktivitätsniveau betreffen. Zusätzlich wurde auch eine Partnerversion des MPI erstellt. Bisher vorliegende Daten zur internen Konsistenz, Stabilität sowie Validität dieses Messinstruments sind sehr gut. Der MPI hat in vielen Ländern und insbesondere in den USA breite Verwendung gefunden.

Mit dem Kieler Schmerzinventar lassen sich emotionale, kognitive und verhaltensmäßige Schmerzkomponenten erfassen

5.2.2 Fragebögen – Erfassung schmerzassoziierter Kognitionen und Bewältigungsstrategien

Schmerzbewältigungsstrategien und schmerzbezogene Kognitionen geben wichtige Hinweise auf die für die Chronifizierung des Schmerzleidens besonders relevanten Aspekte der Schmerzverarbeitung (Denecke et al., 1995).

Einer der ersten und vermutlich einflussreichsten Fragebögen zur Messung von Schmerzbewältigungsstrategien ist der Coping Strategies Questionnaire (CSQ) (siehe zusammenfassend DeGood & Cook, 2011). Der CSQ besteht aus 7 Subskalen (Aufmerksamkeitsablenkung, Neuinterpretation des Schmerzes, bewältigende Selbstaussagen, Ignorieren des Schmerzes, Beten oder Hoffen, Katastrophisieren, Erhöhung der Aktivität). Der CSQ besitzt adäquate Reliabilität und hat sich bei Patienten mit verschiedenartigen Schmerzsyndromen bewährt. Analoge Verfahren liegen auch für den deutschen Sprachraum vor (vgl. Kröner-Herwig et al., 2017). Hierzu gehört der Fragebogen zur Schmerzverarbeitung (FESV; Geissner, 2001), der erlaubt, innerhalb von 10 Minuten die behaviorale und kognitive Schmerzbewältigung zu erfassen. Die Messung der Schmerzbewältigung hat viel Aufmerksamkeit bekommen, weil sie eine direkte Brücke zur psychologischen Behandlung von Schmerzen schlägt. So kann mithilfe der Fragebögen erfasst werden, in welchen Bereichen der Schmerzpatient Schwierigkeiten mit der Schmerzbewältigung hat, und die Therapie kann dann genau dort ansetzen. Beantwortet ein Patient z.B. das Item „Wenn ich Schmerzen habe, habe ich meist eine Anzahl von Möglichkeiten parat, sie zu bekämpfen“ aus dem Fragebogen zur Schmerzverarbeitung (FESV) mit „stimmt überhaupt nicht“, kann in der Therapie darauf hingearbeitet werden, eben solche Möglichkeiten zur Schmerzbekämpfung zu erarbeiten.

Die Fragebögen zur Schmerzverarbeitung auf kognitiver Ebene betonen unterschiedliche Aspekte kognitiver Verarbeitungsprozesse. Ausgehend von der Unterscheidung situativer Selbstverbalisationen („automatische Gedanken“) und überdauernder kognitiver Schemata wurde im deutschen Sprachraum der Fragebogen zur Erfassung schmerzbezogener Selbstinstruktionen bzw. der Fragebogen zur Erfassung schmerzbezogener Kontrollüberzeugungen (Flor et al., 1993) erstellt und validiert. Die faktorenanalytische Überprüfung zeigte, dass sich bei Schmerzpatienten primär zwei kognitive Schemata, Hilflosigkeit versus Überzeugung der Möglichkeit zur aktiven Einflussnahme, unterscheiden lassen. Ebenso sind die situativ ausgelösten schmerzbezogenen Selbstverbalisationen primär zwei Kategorien, Katastrophisieren versus aktive Bewältigung, zuzuordnen.

Mit dem Kieler Schmerzinventar (Hasenbring, 1994) wurde ein umfassendes Fragebogeninstrument vorgelegt (ca. 30 Minuten Bearbeitungszeit), dessen Ziel die systematische Erfassung der emotionalen (Erfassung emotionaler Reaktionen auf Schmerz), kognitiven (Erfassung kognitiver Reaktionen auf Schmerz) und verhaltensmäßigen (Erfassung von Bewältigungsreaktionen in Schmerzsituationen) Komponente der Schmerzverarbeitung ist. Für jede der drei Skalen wurden mittels Faktorenanalyse verschiedene Subskalen identifiziert. Allerdings bestehen z.T. beträchtliche Korrelationen zwischen den Subskalen einer Skala wie auch zwischen den Skalen, die eine differentielle Validität der einzelnen (Sub-)Skalen eher fraglich erscheinen lassen.

5.2.3 Fragebögen – Erfassung der allgemeinen emotionalen Befindlichkeit

Schmerz-assoziierte Affektzustände und Kognitionsstile (wie Angst, Depression, Katastrophisieren, Hypervigilanz) lassen sich durch spezifisch entwickelte Fragebögen erfassen

Angesichts der erheblichen Komorbidität zwischen Depression und Schmerz hat die Erfassung von Depressivität beispielsweise mit Hilfe des Beck Depressionsinventars (Hautzinger, Keller & Kühner, 2009) bisher im Vordergrund gestanden. Im deutschen Sprachraum ist insbesondere die Allgemeine Depressionsskala (Hautzinger et al., 2012) verwendet worden. Neuere Befunde legen nahe, dass Ängstlichkeit sowie Ärger/Wut im Hinblick auf die Aufrechterhaltung eines chronischen Schmerzleidens bzw. dessen Verarbeitung eine vermutlich größere Rolle spielen, als bisher bekannt ist. Weiterhin hat sich gezeigt, dass die mittels der gängigen Messinstrumente erfasste (globale) emotionale Befindlichkeit nur bedingt über die unmittelbar schmerzbedingten emotionalen Reaktionen (als einer Dimension der Schmerzverarbeitung) Auskunft gibt, die wiederum in engerem Zusammenhang mit erlebter Schmerzintensität und Bewältigungsversuchen stehen.

5.2.4 Fragebögen – Erfassung der schmerzspezifischen emotionalen Befindlichkeit

Der Fragebogen zur Erfassung schmerzbedingter psychischer Beeinträchtigung (FESV, Geissner, 2001) mit den Subskalen Hilflosigkeit/Depression, Ärger und Angst sowie die emotionsbezogene Skala des KSI stellen erste Versuche dar, die schmerzspezifischen emotionalen Reaktionen zu erfassen. In den letzten Jahren wurden darüber hinaus Skalen entwickelt, um Angst vor Schmerz und Bewegung als separates Konstrukt zu erfassen. Besonders weit verbreitet ist hier der Fear Avoidance Beliefs Questionnaire, der für den deutschen Sprachraum adaptiert und validiert wurde (Pfingsten et al., 2000). Darüber hinaus wird auch die Pain Anxiety Symptom Scale (PASS, McCracken & Dhingra, 2002; McCracken et al., 1992) häufig eingesetzt, die auch in deutscher Fassung vorliegt (Walter et al., 2002; s. a. Rusu et al., 2014). Die Kurzform erfasst mit 20 Items die emotionale Verarbeitung, kognitive Prozesse, Vermeidungsverhalten und physiologische Erregung bei Schmerzen. Ein weiteres Angst-verwandtes Konstrukt, das in den letzten Jahren sehr häufig untersucht wurde, ist das Schmerzkatastrophisieren (Sullivan et al., 2001; Meyer et al., 2008). Die Pain Catastrophizing Scale (PCS) erfasst mit 13 Items die Neigung des Patienten zu übersteigerter negativer somatosensorischer Wahrnehmung, Erfahrung von Hilflosigkeit und Grübeltendenzen (Sullivan, 2009).

5.2.5 Fragebögen – Erfassung der schmerzspezifischen Kognitionsstile

Unter den schmerzspezifischen Kognitionsstilen scheint vor allem die Aufmerksamkeitslenkung (hin oder weg vom Schmerz) eine Rolle bei Schmerzchronifizierungsprozessen zu spielen. Insbesondere die Schmerz-Hypervigilanz, also die rigide, unbeabsichtigt und schwer zu unterbindende Aufmerksamkeitsausrichtung auf den Schmerz oder auf schmerzsignalisierende Reize, wurde häufig in Verbindung mit chronischen Schmerzverläufen gebracht. Schmerz-Hypervigilanz lässt sich mit Hilfe des Pain Vigilance and Awareness Questionnaire (PVAQ, McCracken, 1997, deutsche Übersetzung von Kunz, Capito et al., 2017) erfassen. Der PVAQ besteht aus 16 Items und erfasst die zwei Dimensionen „Aufmerksamkeit für Schmerzen" und „Aufmerksamkeit für Schmerzveränderungen".

5.2.6 Skalen – Schmerzintensität

Mit Hilfe von Verbalen Ratingskalen (VRS), Numerischen Ratingskalen (NRS) und Visuellen Analogskalen (VAS) lässt sich die Schmerzintensität erfassen

Obwohl mehrdimensionale Messungen dem Schmerzerleben natürlich angemessener sind, erlauben zeitliche Einschränkungen im klinischen Alltag und die kognitive wie sprachliche Kompetenz sowie die allgemeine Belastbarkeit der Patienten oft nur eindimensionale Messungen. Bei der eindimensionalen Messung der Schmerzintensität wird in der Regel eine Mischung aus Schmerzsensorik, -affekt und -kognition mit Schwerpunkt auf der Schmerzsensorik abgefragt.

Die gängigen ein- und mehrdimensionalen Skalen zur Erfassung der Schmerzintensität sind Verbale Ratingskalen (VRS), Numerische Ratingskalen (NRS) und Visuelle Analogskalen VAS) (siehe Abbildung 3). Bei den ersten beiden Skalentypen müssen die Patienten ihr Schmerzempfinden in verbal (z. B. „leichter Schmerz", „starker Schmerz") oder numerisch (ganze Zahlen) markierte Kategorien überführen; dabei ist gerade bei kognitiv beeinträchtigten Personen zu beachten, dass die Kategorienzahl nicht zu hoch ist (nicht über 10). Weite Verbreitung haben die sogenannten Visuellen Analogskalen (VAS) gefunden, wobei der Patient das Schmerzempfinden normalerweise mit der Länge eine Linie ausdrückt (meist durch Markieren einer angemessenen Distanz vom Nullpunkt auf einem 10 cm langen Strich). Dieses Matching-to-Sample ist kognitiv außerordentlich anspruchsvoll. In der Praxis werden die Patienten noch weiter verwirrt, indem der Strich oft in proportional unterschiedlichen Farbtönen oder Strichdicken angeboten wird. Es ist mittlerweile bekannt, dass die VAS für Personen mit kognitiven Problemen ungeeignet ist (Pautex & Lautenbacher, 2017).

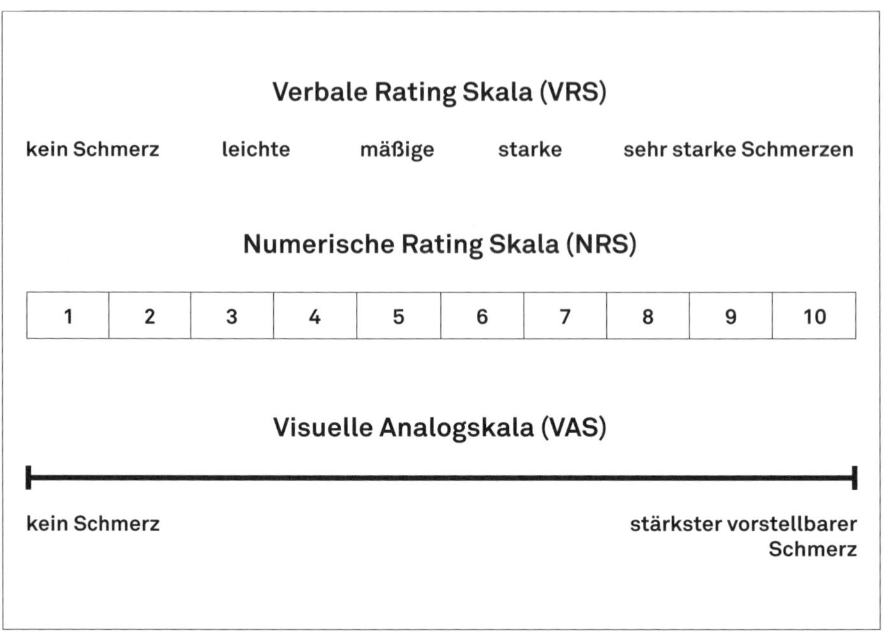

Abbildung 3: Gängige Skalen zur Erfassung der Schmerzintensität

5.2.7 Skalen – Schmerzort

In der klinischen Schmerzmessung wird oft davon ausgegangen, dass Patienten nur unter einem Schmerztyp leiden. Leider sind bei chronischen Schmerzen mehrere Schmerzorte („multilokuläre Schmerzen") aber eher die Regel als die Ausnahme; zudem kann sich auch ein Schmerzort oft weit ausbreiten und dies zeitlich variabel tun. Zur Feststellung der Schmerzorte eignen sich Körperlandkarten mit Vorder- und Rückseite, teilweise mit Vergrößerungen bestimmter kritischer Areale, z. B. des Kopfes. Solche Landkarten werden schon lange genutzt, um die Patienten ihre Schmerzen einzeichnen zu lassen (siehe beispielsweise den McGill Pain Questionnaire von Melzack, 1975). Für eine orientierende Diagnostik reicht die Inspektion der Markierungen der Patienten. Für eine quantitative Erfassung der Schmerzorte müssen den Markierungen Zahlen zugeordnet werden. Hierzu wurden Templates für die Körperlandkarten entwickelt, die die Landkarten in eine Vielzahl potenzieller Schmerzzonen unterteilen und auf die Körperlandkarte gelegt erlauben, jedem Ort eine Ziffer zuzuordnen (z. B. Schulter hinten rechts = 27; Margolis et al., 1986). Mit diesen Ziffern können dann Häufigkeitsstatistiken errechnet werden. Es gibt auch schon erste Ansätze, diese Templates mit Messungen der Schmerzintensität zu verbinden, also für die verschiedenen potenziellen Schmerzzonen getrennt Intensitätsbeurteilungen vornehmen zu lassen.

Merke

Um die Komplexität und Mehrdimensionalität des Schmerzerlebens möglichst gut erfassen zu können, sollten neben Schmerzinterviews komplexere Fragebogenverfahren eingesetzt werden. Sollte der Einsatz von zeitsparenden eindimensionalen Schmerzskalen notwendig sein, sollte beachtet werden, dass die häufig eingesetzte Visuelle Analogskala für Personen mit kognitiven Problemen ungeeignet ist und in diesem Fall Kategorialskalen oder numerische Skalen mit wenigen Kategorien besser sind.

5.3 Verhaltensbeobachtungen und -analysen

Bei sprachlich eingeschränkten Patienten lassen sich Schmerzen mit Hilfe von Verhaltensbeobachtungen erfassen

Zusätzlich zur Nutzung der Fragenbogen- und Interviewinstrumente sollte zumindest bei Patienten mit ZNS-Schädigungen, die nicht einsichts- oder berichtsfähig sind (z.B. Demenzpatienten), auch immer die systematische Verhaltensbeobachtung kommen. Bei der Messung von Schmerzverhalten lassen sich die folgenden Schwerpunkte unterscheiden: Die Verhaltensbeobachtung von Mimik, Stimme und Körperhaltung des Patienten (Lautenbacher, Sampson et al., 2017), die Erfassung psychosozialer Auffälligkeiten (z.B. Schlaf, Depression, Aktivitätsniveau) und die Erfassung der Medikamenteneinnahme.

Der Analyse diskreter Verhaltensweisen mittels direkter Verhaltensbeobachtung kommt hierbei eine Schlüsselrolle zu, und sie sollten folgendes miteinbeziehen: Vokalisation (z.B. Stöhnen, Seufzen, Hecheln, Ächzen), schmerzbezogene Verbalisationen (z.B. Fluchen, Schimpfen, Jammern), schmerzspezifische Gesichtsausdrücke (z.B. Stirnrunzeln, Augenverengen, Nasrümpfen, Mundöffnen), Steigerung der Muskelspannung und -steifigkeit, Einnehmen von Schonhaltung sowie agitiertes Verhalten. Die Beobachtungen sollten in Ruhe und bei verschiedenen Alltagsaktivitäten (z.B. beim Anziehen, Essen) sowie bei angeleiteten Bewegungen gemacht werden, die vermutlich den Schmerz erhöhen (z.B. Arme nach oben heben) bzw. erniedrigen. Des Weiteren sollten Situationen, für die der Patient ggf. nicht nachvollziehbare hohe Schmerzniveaus berichtet, mittels Verhaltensbeobachtung nachuntersucht werden. Die meisten der momentan verfügbaren Verfahren zur Verhaltensbeobachtung sind einfach aufgebaut und bestehen nur aus wenigen Items, so dass sie ohne großen Zeitaufwand in den klinischen Alltag mit aufgenommen werden könnten. Jedoch besteht bei dem Pflegepersonal oft Unklarheit darüber, wie die einzelnen Items zu verstehen sind (z.B. „was genau ist Steigerung der Muskelspannung?“) und welcher Skalenwert nun ein eindeutiger Indikator für Schmerz sei (Villanueva et al., 2003). Die Mehrzahl der Verfahren zur Verhaltensbeobachtung addieren die Anzahl der beobachteten Verhaltensweisen zu einem Summenscore auf. Leider sind die unterschiedlichen Verfahren zur Verhaltensbeobachtung – insbesondre für den Einsatz bei Patienten mit Demenz und Bewusstseinsstörung – ungenügend evaluiert, so dass die Validität und Reliabilität nicht abschließend geklärt werden können (Zwakhalen et al., 2017). Trotzdem sind solche Ansätze oft alternativlos, weil sonst keine Möglichkeiten existieren, Kenntnisse über die Schmerzen der Patienten zu erlangen. In einer europäisch geförderten Initiative (COST TD1005) versuchen Wissenschaftler aus Europa ein für Europa einheitlich validiertes Instrument zur Schmerzerfassung bei kognitiv beeinträchtigten Menschen zu entwickeln. Dieses Instrument (PAIC, Pain Assessment in persons with Impaired Cognition) basiert auf bereits veröffentlichten Verfahren zur Verhaltensbeobachtung bei Schmerz, wobei in europaweiten Studien die Reliabilität und Validität der einzelnen Items überprüft wurden und basierend auf den Ergebnissen die besten, schmerzindikativsten Items ausgesucht wurden. Die PAIC-Skala ist im Anhang (Anhang 11.3) oder auch online (www.paic15.com, inklusive Trainingsmaterial) zu finden. Da sich Schmerzverhalten je nach Schmerzart/Schmerzort unterscheiden kann, arbeiten einzelne Mitglieder dieser Gruppe zudem an Subskalen, z. B. für orofaziale Schmerzen (PAIC – Oro-Facial Pain Scale) und Rückenschmerzen (PAIC – Back Pain Scale) (Corbett et al., 2014).

Ein Nachteil der Verfahren zur Verhaltensbeobachtung ist, dass Ärzte und Pflegepersonal oft nicht die Zeit haben, ständig auf die Anzeichen von Schmerzen im Verhalten des Patienten zu achten und sie von anderen Quellen des Leidens zu unterscheiden. So ist es z. B. im Pflegealltag oft schwierig, das Gesicht des Patienten, die Körperhaltung oder Lautäußerungen während der Pflegetätigkeiten (z. B. Anziehen, Umbetten) kontinuierlich zu überwachen. Ein kontinuierliches Monitoring des Patienten kann nur von automatisierten Video-Monitoringsystemen geleistet werden. Hier wurde in den letzten Jahren insbesondere versucht, Verfahren zu entwickeln, die anhand der Mimik eine automatisierte Schmerzerkennung gewährleisten können. Es gibt mittlerweile eine Vielzahl vielversprechender Ansätze, die versuchen, mithilfe von neueren Bildverarbeitungsverfahren („Computersehen") eine automatische Schmerz-Mimik-Erkennung zu realisieren (Kunz, Seuss et al., 2017). Es ist zu erwarten, dass diese Verfahren in den nächsten Jahren so weit entwickelt sind, dass diese im klinischen Alltag, speziell in der Intensiv- und Palliativpflege, zur Schmerzerfassung einsetzbar sind.

Merke

Um Schmerzen bei kognitiv beeinträchtigen Personen valide erfassen zu können, sollten Verfahren zur Verhaltensbeobachtung eingesetzt werden. Hier sollen Lautäußerungen, Mimik und Körperhaltung der Patienten sowohl in Ruhesituationen als auch bei alltäglichen Belastungen und Mobilisierungsversuchen beobachtet werden.

5.4 Elektrophysiologische Methoden

Die Oberflächen-Elektromyografie kann muskuläre Verspannungen erfassen und so zur Haltungskorrektur eingesetzt werden

Obwohl psychophysiologische Variablen bei vielen Schmerzzuständen eine wichtige Rolle spielen, werden sie bislang noch zu selten erfasst. Als wichtigstes Maß hat sich hier die Oberflächen-Elektromyografie (EMG) herausgestellt, mit der man prüfen kann, inwieweit abnorme Veränderungen der Muskelspannung mit dem Schmerz einhergehen. Hier kann man einerseits den Zusammenhang von Muskelspannung und psychischen und physischen Belastungen erfassen und andererseits Veränderungen in der Spannung in Bezug auf Haltung und Bewegung messen. Während das EMG einerseits also ein Maß für den Einfluss psychischer und physischer Belastungen auf die Muskelspannung ist und somit symptomspezifische Reagibilität erfasst, kann es andererseits auch zur Diagnose und Korrektur von Haltungsproblemen genutzt werden.

Autonome (vegetative) Maße wie Herzfrequenz oder Herzratenvariabilität, Fingertemperatur, Blutvolumen oder Hautleitfähigkeit trennen im Allgemeinen nicht zwischen Schmerzpatienten und Gesunden und sind deshalb nur bei spezifischen Schmerzsyndromen wie z. B. dem Phantomschmerz oder der Raynaudschen Erkrankung (Minderdurchblutung der Finger und ein damit einhergehendes Taubheitsgefühl und zunehmende Schmerzen) sinnvoll einzusetzen.

Die Verwendung des Elektroenzephalogramms (EEG) ist bei der Diagnostik chronischer Schmerzsyndrome noch selten. Mit Hilfe des EEGs lassen sich sowohl spektralanalytische Veränderungen in den Frequenzbändern (Alpha, Beta, Delta, Theta, Gamma) als auch schmerzevozierter Potenziale untersuchen. Die Suche nach schmerzspezifischen Veränderungen der Frequenzbänder ergab bislang noch widersprüchliche Ergebnisse. So weisen einige Studienergebnisse z. B. darauf hin, dass Schmerzerleben mit einer Abnahme der Alpha-Aktivität einhergeht (Giehl et al., 2014; Huber et al., 2006), während andere Studien sogar eine Zunahme der Alpha-Aktivität bei Schmerzpatienten fanden (dos Santos Pinheiro et al., 2016). Neuere Studien weisen darauf hin, dass vor allem präfrontale Veränderungen der oszillatorischen Aktivität im Gamma-Frequenzbereich schmerzindikativ sein könnten (Schulz et al., 2015). Bei der Untersuchung schmerzevozierter Potenziale muss mit akuten (in der Untersuchungssituation erzeugten) Schmerzreizen gearbeitet werden, da sich der chronische Schmerz im Allgemeinen weder beim Auftreten noch bezüglich der Intensität kontrollieren lässt. Dies bringt eine Reihe von theoretischen Problemen mit sich. Jedoch könnte sich die Erfassung schmerzevozierter Potenziale bei Schmerzpatienten als wichtiges Instrument erweisen, das die bessere Charakterisierung gestörter zentralnervöser Schmerzverarbeitungsprozesse zulassen würde.

5.5 Bildgebung

Bildgebende Verfahren helfen die zentralnervösen Prozesse der Schmerzverarbeitung besser zu verstehen, eignen sich jedoch nicht zur objektiven Erfassung von chronischen Schmerzen

Die Anwendung bildgebender Verfahren wie die Positronenemissionstomographie oder die funktionelle Kernspintomographie erlaubte in den vergangenen 15 Jahren deutlichen Erkenntnisgewinn bezüglich der Mechanismen der zentralen Schmerzverarbeitung, Schmerzmodulation und Schmerzchronifizierung im Menschen. Es konnte gezeigt werden, dass ein komplexes Netzwerk aus Hirnarealen an der Verarbeitung (z. B. die primären und sekundären somatosensorischen Kortizes, die Inselrinde, der anteriore zinguläre Kortex) und Modulation (z. B. periaquäduktales Grau) nozizeptiver Information beteiligt ist. Auch wurden bildgebende Verfahren zur Charakterisierung der zentralnervösen Verarbeitung bei Patienten mit chronischen Schmerzen eingesetzt. So wissen wir z. B., dass Patienten mit chronischen Schmerzen im Vergleich zu schmerzfreien Personen auf Schmerzreize mit einer erhöhten Aktivität in präfrontalen Arealen reagieren (Apkarian et al., 2005). Jedoch sind diese Unterschiede zwischen Patienten und Gesunden zwar ausreichend für Gruppenstatistiken (Tanasescu et al., 2016), im Einzelfall lassen sich damit jedoch keine sicheren Diagnosen stellen.

Merke

Der Einsatz elektrophysiologischer und bildgebender Verfahren erlaubt es, die physiologischen Mechanismen der Schmerzchronifizierung besser zu verstehen. Für den klinisch-diagnostischen Einsatz im Einzelfall eignen sie sich jedoch nur sehr bedingt.

5.6 Quantitative sensorische Testung (QST)

Quantitative sensorische Testung erfasst die Empfindlichkeit für unterschiedliche somatosensorische Reize

Insbesondere bei der Diagnostik neuropathischer Schmerzen können Methoden der experimentellen Algesimetrie sinnvoll sein, bei der mittels quantitativer sensorischer Testung (QST) Über- und Unterempfindlichkeit auf unterschiedliche nicht schmerzhafte und schmerzhafte somatosensorische Reize untersucht werden (Information zu Standards und Normen finden sich beim Deutschen Forschungsverbund Neuropathischer Schmerz: http://www.neuro.med.tu-muenchen.de/dfns). Zum Beispiel wird untersucht, ob ein Patient leichte Hautberührung mit dickeren und dünneren sogenannten von-Frey-Haaren wahrnimmt. Spürt ein Patient die Berührung mit einem dickeren Haar nicht, die gesunde Personen seines Alters wahrnehmen, kann dies ein Hinweis auf eine Nervenschädigung sein. Die schmerzhafte Körpersensibilität kann dadurch geprüft werden, indem eine Thermode auf der Haut solange erhitzt wird, bis die Schmerzschwelle erreicht wird. Somit kann die quantitative sensorische Testung auch Hinweise auf Störungen der nozizeptiven Verarbeitung ermöglichen. Bei Patienten mit chronischen Schmerzen neuropathischer und nicht neuropathischer Genese sind die Wahrnehmungsschwellen oft verändert. QST-Befunde helfen nicht nur Nervenschädigungen zu entdecken, sondern auch die pathophysiologischen Mechanismen bei chronischen Schmerzen einzugrenzen und das Entstehen sowie den Verlauf klinischer Schmerzen zu prognostizieren (Fillingim & Lautenbacher, 2004). Trotz der diagnostischen Nützlichkeit der QST ist ihre Anwendung beschränkt, weil sie oft teure Spezialgeräte erfordert.

5.7 Gutachten und Beschwerdevalidierung

Mit Hilfe der Beschwerdevalidierung soll die Gültigkeit der vom Patienten berichteten Beschwerden und Funktionsstörungen überprüft werden

Wenn es im Rahmen von chronischen Schmerzen zum Streit um Entschädigungs- oder Renten-Zahlungen kommt, wird eine rechtliche Bewertung der chronischen Schmerzen und der hierdurch verursachten Beeinträchtigungen des Patienten angefragt. Neben der medizinischen Begutachtung ist eine psychologische Begutachtung vor allem dann angezeigt, wenn die Validität der Beschwerdeaussagen in Zweifel gezogen wird und/oder wenn komorbide psychische Störungen vorliegen (Dohrenbusch & Pielsticker, 2017). Die Beschwerdevalidierung dient der Überprüfung der Gültigkeit der vom Patienten berichteten Beschwerden und Funktionsstörungen. Angesichts des zum Teil erheblichen Störungsgewinns für den Patienten (z. B. finanzieller Vorteil, Arbeitsbefreiung) ist im Vergleich zu chronischen Schmerzpatienten im therapeutischen Setting bei Gutachten generell mit einer Tendenz zur überhöhten Darstellung der durch den Schmerz verursachten Beschwerden und Funktionsstörungen zu rechnen (Birke et al., 2001). Um diese möglichen Tendenzen zu überhöhter Darstellung von Beschwerden und Funktionsstörungen erfassen zu können, gilt eine eingehende Konsistenzprüfung der gewonnenen Informationen aus den unterschiedlichen Datenquellen, wie Schmerzinterview, Untersuchungsbefunde, Fremdanamnese, Verhaltensbeobachtungen und Aktenlage, als wichtige Beweisgrundlage. So könnten z. B. Inkonsistenzen zwischen subjektiven Angaben im Schmerzinterview (der Patient gibt an, aufgrund der Schmerzen selbst leichte körperliche Tätigkeiten nicht mehr durchführen zu können) und Fremdanamnese (die Partnerin berichtet, dass der Schmerzpatient noch mittelschwere Gartenarbeit erledigt) Hinweise auf invalide Beschwerdeangaben liefern. Unter dem Dach der Arbeitsgemeinschaft der Wissenschaftlichen Medizinischen Fachgesellschaften (AWMF) wurde 2012 eine Leitlinie für die ärztliche Begutachtung von Menschen mit chronischen Schmerzen veröffentlicht. In dieser Leitlinie wird insbesondere auf Inkonsistenzen zwischen (i) berichteter subjektiver Schmerzintensität vs. Vagheit der Beschwerden; (ii) berichteten subjektiven Beschwerden vs. erkennbarer körperlicher Beeinträchtigung; (iii) eigenen Angaben vs. fremdanamnestischen Angaben; (iv) berichteter starker Beeinträchtigung vs. intaktem Funktionsniveau in der Alltagsbewältigung; (v) Ausmaß der geschilderten Beschwerden vs. Inanspruchnahme therapeutischer Hilfe und (vi) Angabe an Medikamenteneinnahme vs. Nachweis der Medikamente im Blutserum verwiesen. Wichtig ist jedoch, dass nicht jede Inkonsistenz ein Indiz für invalide Beschwerdeangaben sein muss, da Inkonsistenzen auch durch unterschiedliche Wissensbasis der Befragten, zeitbedingte Veränderungen oder unterschiedliche Untersuchungskontexte bedingt sein können (Dohrenbusch, 2009). Widerspricht sich der Patient jedoch wiederholt selbst in seinen Angaben, ist dies ein deutlicher Anhaltspunkt für invalide Beschwerdeangaben (Dohrenbusch, 2009). Eine Vielzahl praktischer Hinweise zum Vorgehen bei der Beschwerdevalidierung sowie bei der Bewertung von Inkonsistenzen liefert Dohrenbusch in seinem 2009 veröffentlichten Aufsatz zur „Symptom- und Beschwerdevalidierung chronifizierter Schmerzen in sozialmedizinischer Begutachtung", auf den an dieser Stelle verwiesen werden soll. Insgesamt kann gesagt werden, dass für eine psychologische Begutachtung chronischer Schmerzen Grundkenntnisse im Schmerzbereich (Ursachen, Chronifizierungsprozesse, Behandlungsansätze), zu den rechtlichen Rahmenbedingen und in der Methodik der Beschwerdevalidierung notwendig sind.

5.7.1 Beschwerdevalidierung neuropsychologischer Einbußen

Bei der Beurteilung möglicher schmerzbedingter Leistungseinbußen im beruflichen Kontext (z. B. wie lange kann sich der Patient konzentrieren?) sind neuropsychologische Untersuchungen unverzichtbar. Dohrenbusch (2009) geht in dem oben genannten Aufsatz auch auf die Überprüfung von subjektiv berichteten kognitiven Beeinträchtigungen ein. Unter anderem empfiehlt er zu überprüfen, seit wann die kognitiven Beeinträchtigungen bestehen. Gibt es Hinweise darauf, dass die kognitiven Einbußen seit Schmerzbeginn bestehen, oder traten diese erst im Verlauf des Rechtsstreites auf? Zudem soll überprüft werden, ob die kognitiven Einbußen mit dem berichteten kognitiven Funktionsniveau im Alltag übereinstimmen. Um dies zu überprüfen, könnten z. B. Demenztests eingesetzt werden. Erzielt ein nicht demenzkranker Schmerzpatient (mit anspruchsvoller beruflicher Tätigkeit) eine niedrige

Merke

Ziel der Beschwerdevalidierung ist die Überprüfung der Gültigkeit der vom Patienten berichteten Beschwerden und Funktionsstörungen. Hierbei können sowohl inkonsistente Angaben aus unterschiedlichen Datenquellen (z. B. Selbstbericht vs. Fremdanamnese) als auch innerhalb einer Datenquelle (z. B. Verhaltensbeobachtung) Hinweise auf invalide Beschwerdeangaben geben.

Punktzahl, weist dies auf einen invaliden Beschwerdebericht über schmerzbedingte kognitive Beeinträchtigungen hin. Auch inkonsistente Leistungsergebnisse innerhalb einzelner kognitiver Funktionsbereiche (z.B. zwischen konvergent validen Gedächtnistests) könnten ein Hinweis auf invalide Beschwerdeangaben sein.

6 Psychologische Therapie von chronischen Schmerzen

6.1 Kognitive und operante Verhaltenstherapie

6.1.1 Operantes Training

Kognitiv-verhaltens-therapeutische Behandlungs-maßnahmen haben sich als erfolgreich erwiesen

Für Patienten, die bereits bewegungsunfähig sind, deutliche Schonhaltungen erworben haben und übermäßig Medikamente verbrauchen, eignet sich ein sog. operantes Training besonders, das sich in amerikanischen Schmerzkliniken sehr bewährt hat (Main et al., 2014). Das Training kann in Einzeltherapie oder in der Gruppe durchgeführt werden, wobei sich Gruppen besonders eignen, über Modelllernen und gegenseitige Verstärkung Veränderungsprozesse in Gang zu setzen. Innerhalb des operanten Gruppentrainings wird versucht, die Schmerzerfahrung und körperliche Aktivität voneinander abzukoppeln. Patienten sollen nicht bis an die Schmerzgrenze gehen, sondern früh Pausen einlegen, um dann die Aktivität langsam Tag für Tag zu steigern. Dadurch wird nicht mehr Ruhe durch Schmerzfreiheit belohnt, sondern körperliche Aktivität. Diese Aktivität wird dann von Tag zu Tag erhöht. Außerdem wird versucht, mit den Patienten angenehme Aktivitäten zu finden und diese in den Tagesablauf gut einzupassen. Eine Analyse der Tätigkeiten zuhause und deren stufenweiser Aufbau fördert die Selbstständigkeit des Patienten. Schmerzstillende Medikamente werden nur noch zu festen Tageszeiten eingenommen und auf das absolut notwendige Maß reduziert. Die Partner oder andere wichtige Bezugspersonen der Patienten werden in die Behandlung miteinbezogen und lernen, den Patienten nicht mehr übermäßig zu schonen, sondern ihn zu aktivieren und mit ihm gemeinsam neue Ziele zu finden und zu verwirklichen. Die Effektivität operanter Schmerztherapie insbesondere bei Patienten mit chronischen Rückenschmerzen konnte in verschiedenen kontrollierten Studien nachgewiesen werden. Auch für die Fibromyalgie konnte im Vergleich zu einer Kombination aus Medikation und Physiotherapie wie auch im Vergleich zu einem kognitiv orientierten Schmerzbewältigungstraining ein auch klinisch signifikanter Effekt nachgewiesen werden (Flor & Turk, 2011). Eine vielversprechende Entwicklung stellen ambulant durchführbare operante Schmerztherapieprogramme dar, die sich bisher als erfolgreich erwiesen haben.

6.1.2 Schmerzbewältigungstraining

Ein alternatives Behandlungsverfahren, das Schmerz- und Stressbewältigungstraining, ist besonders für Patienten geeignet, die dem Schmerz sehr hilflos gegenüberstehen und depressiv geworden sind. Dieses Training hat mehrere Ziele. Zunächst wird mit den Patienten in verständlicher Form ein Schmerzkonzept besprochen, das modernen medizinischen und psychologischen Erkenntnissen entspricht und welches aufzeigt, dass Schmerz vom Patienten selbst beeinflusst werden kann. Darüber hinaus werden Schmerzbewältigungsstrategien vermittelt, die ein Entspannungstraining (z.B. progressive Muskelentspannung nach Jacobson), ein Training in Ablenkungsverfahren (z.B. durch Vorstellungsbilder) und ein Training in Problemlöseverfahren in Stress- und Schmerzsituationen umfassen. Tabelle 3 gibt eine Übersicht über gebräuchliche Bewältigungsstrategien, die in der kognitiven Verhaltenstherapie vermittelt werden (vgl. Kröner-Herwig et al., 2017).

Tabelle 3: Beispiele für Bewältigungsstrategien

	Bewältigungsstrategie	**Beispiel:**
1	Die Wahrnehmung auf Umweltmerkmale lenken	Die Gegenstände im Zimmer untersuchen
2	Die Wahrnehmung auf verschiedene Gedanken lenken	Sich eine Liste mit Aufgaben erstellen, die am Wochenende zu erledigen sind
3	Die Wahrnehmung auf den Körperteil lenken, der besonders intensiv gespürt wird	Das Gefühl in einem Körperteil mit dem eines anderen Körperteils vergleichen
4	Imaginative Unaufmerksamkeit	Sich einen schönen Tag am Strand vorstellen
5	Imaginative Schmerztransformation	Sich vorstellen, einen Körper aus Gummi zu haben und deshalb keine Schmerzen zu empfinden
6	Imaginative Transformation des Kontexts	Sich vorstellen, bei einem Fußballspiel verletzt worden zu sein und dennoch weiterzuspielen

In den letzten Jahren wurden im Rahmen kognitiv-verhaltenstherapeutischer Programme auch sogenannte Akzeptanz- und Commitment-Therapien eingeführt, die auf der Annahme basieren, dass Patienten lernen sollten, den Schmerz nicht zu vermeiden, sondern ihn anzunehmen, um ihn hierdurch bewältigbar zu machen. Hintergrund dieses Ansatzes ist, dass ein ständiger Bewältigungskampf gegen den Schmerz das Leben von Patienten mehr und mehr dominieren kann. Dieser Bewältigungskampf kann andere wichtige Aspekte des Lebens so überformen, dass die Patienten Familie, Freunde, Arbeit und Freizeit sehr vernachlässigen. In diesen Fällen ist Ausgleich durch mehr „Akzeptanz" wünschenswert, die sich als aktive Bereitschaft definieren lässt, als sinnvoll eingestufte Verhaltensziele trotz der vielen auf den Schmerz rückführbaren Wahrnehmungen, Gedanken und Empfindungen weiter zu verfolgen.

Die Berücksichtigung der Akzeptanz kann wichtig sein, um zu verstehen, wie sich Patienten dem chronischen Schmerz anpassen. Solche Anpassungsleistungen sind nämlich oft nicht allein aus der Schmerzintensität und den Bewältigungsbemühungen zu verstehen. Die Akzeptanz kann ein unabhängiger Prädiktor von Depression, schmerzbezogener Angst und funktioneller Beeinträchtigung sein (McCracken & Zhao-O'Brien, 2010). Schmerztherapeutisch setzt sich vor allem die Akzeptanz-Commitment-Therapie, die in den 90er Jahren entwickelt wurde, mit der Akzeptanz von chronischen Schmerzen auseinander. Die Therapie zielt darauf ab, dass der Patient sich aktiv mit dem Schmerz, den eigenen Verteidigungshaltungen, Ängsten, Trauer und Wut auseinandersetzt und lernt, die eigene Verteidigungshaltung und das stete Bekämpfen der Schmerzen bewusst aufzugeben.

Auch andere Techniken kommen hier zum Einsatz, die auf meditativen Verfahren und ähnlichen Ansätzen basieren.

Insgesamt haben sich kognitiv-verhaltenstherapeutische Behandlungsmaßnahmen in vielen Untersuchungen als erfolgreich erwiesen (siehe Abbildung 4).

Verschiedene Studien zur Effektivität von kognitiv-verhaltenstherapeutischen Programmen bei der Behandlung von Schmerzsyndromen unterschiedlicher Ätiologie (z.B. Rückenschmerzen, Kopfschmerzen, rheumatoide Arthritis) konnten eine Veränderung schmerzbezogener Kontrollüberzeugungen und Selbstinstruktionen und der Bewältigungshaltung nachweisen, die wiederum mit einer Reduktion der Schmerzintensität und der Funktionsbeeinträchtigung sowie einer Verbesserung der emotionalen Befindlichkeit einherging (Kerns, Sellinger & Goodin, 2011). Allerdings ist umstritten, inwieweit die Veränderung schmerzbezogener Kognitionen und Bewältigungsstrategien spezifisch für kognitiv-verhaltenstherapeutische Interventionen ist, denn auch Behandlungsverfahren wie Biofeedback bewirken eine Reduktion maladaptiver schmerzbezogener Kognitionen. Der Schmerzpatient lernt durch die Biofeedbackbehandlung, dass er selber Kontrolle über seine Schmerzen ausüben kann

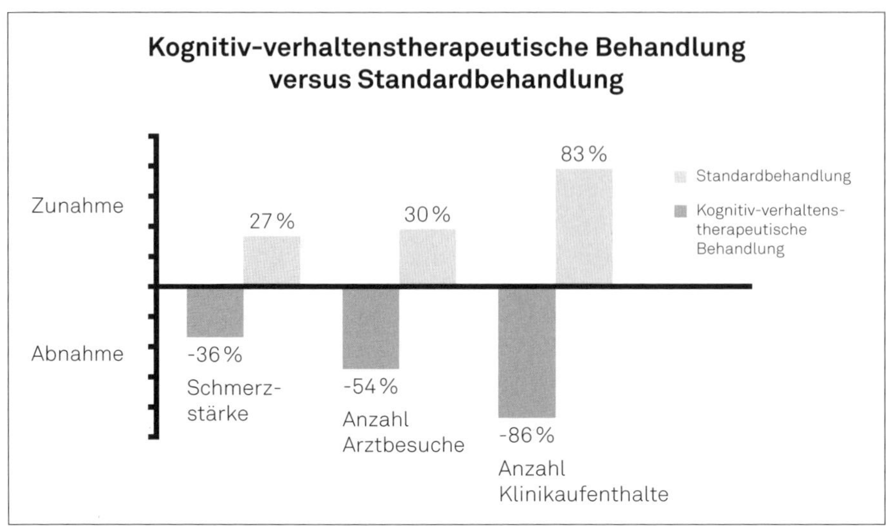

Abbildung 4: Effektivität der Kognitiven Verhaltenstherapie (mit Schwerpunkt auf einem operanten Training) im Vergleich zur Standardbehandlung (Physiotherapie und Antidepressiva) bei generalisierten Schmerzen (nach Thieme, Gromnica-Ihle & Flor, 2003)

und den Schmerzen nicht hilflos ausgeliefert ist. Interessanterweise scheinen diese mit einer Biofeedbackbehandlung einhergehenden kognitiven Veränderungen zeitlich stabiler zu sein als die im Rahmen einer kognitiven Verhaltenstherapie erzielten Verbesserungen. Insgesamt betrachtet besteht ein deutlicher Mangel an kontrollierten Studien, in denen verhaltenstherapeutische Behandlungsprogramme direkt miteinander oder mit einer Placebobehandlung verglichen werden. Eine differentielle Beurteilung der verschiedenen verhaltenstherapeutischen Behandlungsansätze ist jedoch angesichts der fehlenden Vergleichsstudien schwierig. Erschwert wird eine solche vergleichende Beurteilung auch dadurch, dass die unmittelbar nach Therapieende erfassbaren Verbesserungen langfristig je nach Art des Erfolgskriteriums (z. B. schmerzbezogene Kognitionen, Funktionseinschränkungen, Aktivität etc.) und je nach erfolgter Intervention unterschiedlich gut erhalten zu bleiben scheinen. Zu berücksichtigen ist außerdem, dass die Effizienz einer bestimmten verhaltenstherapeutischen Intervention vermutlich je nach Schmerzsyndrom variiert und dass individuelle Patientencharakteristika ebenfalls den zu erwartenden Therapieerfolg beeinflussen.

6.2 Sonstige psychologische Ansätze

6.2.1 Erhöhung der Selbstwirksamkeitserwartung

Selbstwirksamkeitserwartung bezieht sich auf das Vertrauen einer Person in ihre Fähigkeiten, Handlungen zu planen und auszuführen, die geeignet sind, gewünschte Ergebnisse zu erreichen, wie in diesem Fall die Kontrolle über den Schmerz zu gewinnen. Eine Reihe von Studien belegt, dass sich Patienten in dieser Größe stark unterscheiden und dass die Patienten mit hoher Erwartung nicht nur weniger Schmerzen haben, sondern auch geringere psychologische Beeinträchtigungen und seltener medizinische Komplikationen aufweisen (Mangels et al., 2009). Des Weiteren gibt es Grund zu vermuten, dass die kurz- und langfristigen Effekte von Schmerztherapien von dem Ausmaß der Selbstwirksamkeitserwartung moderiert werden.

Kognitiv-verhaltens-therapeutische Behandlungs-maßnahmen lassen sich durch Training von Selbstwirksam-keitserwartung, Schmerz-bewältigung und Akzeptanz sinnvoll ergänzen

Aus der klinischen Perspektive ist die Selbstwirksamkeitserwartung ein attraktives psychologisches Konzept. Es erlaubt dem Patienten, sich mehr auf seine Stärken als auf seine Schwächen zu konzentrieren. Die Selbstwirksamkeitserwartung kann zudem gestärkt werden, wobei Techniken der kognitiven Verhaltenstherapie wie Modelllernen, Mastery Experiences und soziale Verstärkung zur Anwendung kommen.

6.2.2 Extinktionstraining

Operante Programme sind durch Expositionstherapien ergänzt worden, bei denen es darum geht, Angst vor Schmerz und Vermeidungsverhalten abzubauen, indem sich die Patienten in einer kontrollierten therapeutischen Umgebung Situationen und Bewegungen aussetzen, die mit Angst besetzt sind (Vlaeyen et al., 2001). Erste kontrollierte Studien zur Effektivität dieser Interventionen liegen vor. Diese lernorientierten Ansätze sind in Schmerz-Extinktionstrainings weiterentwickelt worden, bei denen der operante Ansatz mit Videofeedback, sensorischem Diskriminationslernen und Training in positiven Aktivitäten kombiniert wird, um auf allen Ebenen schmerzinkompatibles Verhalten aufzubauen (Flor & Turk, 2011).

6.3 Entspannungsverfahren

Entspannungsverfahren kommen in der psychologischen Schmerztherapie regelmäßig zum Einsatz. Ziel der Entspannungsverfahren ist es, den mit dem Schmerz einhergehenden vegetativen, emotionalen und kognitiven Stressreaktionen entgegenzuwirken, eine bessere Körperwahrnehmung zu vermitteln

Der schmerz-lindernde Effekt von Entspannungs-verfahren fällt eher gering aus

und die internale Kontrollüberzeugung des Patienten zu stärken (Diezemann, 2011). Das am häufigsten eingesetzte Entspannungsverfahren bei Schmerzpatienten ist die Progressive Muskelentspannung (Muskelrelaxation) nach Edmund Jacobson. Hier lernt der Patient, nacheinander gezielt unterschiedliche verschiedene Muskelgruppen kurz anzuspannen und wieder zu entspannen. Die Progressive Muskelentspannung stößt aufgrund ihrer leichten Erlernbarkeit und der hohen Plausibilität für den Patienten in der Regel auf eine gute Akzeptanz und ermöglicht so eine hohe Compliance. Auch andere Entspannungsverfahren wie autogenes Training (Selbstsuggestion von physiologischen Entspannungseffekten) und verschiedene Imaginationstechniken (z. B. Traumreisen) kommen in der Schmerztherapie zum Einsatz. In jüngerer Zeit werden vor allem achtsamkeitsorientierte Verfahren, insbesondere die Achtsamkeitsbasierte Stressreduktion (Mindfulness-Based Stress Reduction – MBSR), in die psychologische Schmerztherapie integriert. Bei Achtsamkeitsübungen steht nicht die Entspannung im Vordergrund, sondern vielmehr geht es um die Aufmerksamkeitslenkung, die nicht wertend auf den gegenwärtigen Moment gerichtet ist (Kabat-Zinn, Lipworth & Burney, 1985). Entspannung und Ruhe sollen Folge dieser Achtsamkeitsübungen sein. Sowohl in Laborstudien (experimenteller Schmerz) als auch bei Patienten mit chronischen Schmerzen zeigte die MBSR überwiegend positive, schmerzlindernde Effekte, die jedoch in ihrer Stärke sehr gering ausfallen (Grossmann et al., 2007; Veehof et al., 2016). Insgesamt gilt für alle Entspannungsverfahren in der Schmerztherapie, dass deren schmerzlindernde Effekte eher gering ausfallen (Jeffrey et al., 2016). Somit sind Entspannungsverfahren als Zusatz-Therapie sicherlich empfehlenswert, jedoch nicht als alleinige Schmerztherapie-Maßnahme.

6.4 Biofeedback

EMG-Biofeedback eignet sich vor allem für die Therapie von Rückenschmerzen

Beim Biofeedback wird ein normalerweise nicht bewusst ablaufender körperlicher Vorgang, z. B. die Muskelspannung, der bewussten Wahrnehmung zugänglich und damit beeinflussbar gemacht. Beim sog. EMG-Biofeedback wird die Muskelspannung am Schmerzort gemessen (durch ein Elektromyogramm oder EMG) und in ein Tonsignal oder ein Bild umgewandelt, wobei z. B. die Tonhöhe mit der Stärke der Muskelspannung variiert. Der Patient kann dadurch die von ihm erzeugte Muskelspannung „hören" und kontrollieren lernen (siehe Abbildung 5).

Patienten üben zusätzlich zu Hause, Belastungen wahrzunehmen und auf diese gezielt mit Entspannung zu reagieren. Dieses Verfahren soll den beim Patienten entstandenen Teufelskreis von Schmerz, Spannung und Hilflosigkeit durchbrechen. Es ist besonders geeignet für Patienten, die im Alltag stark angespannt sind und bei denen „Stress" (z. B. ungewöhnliche hohe berufliche oder

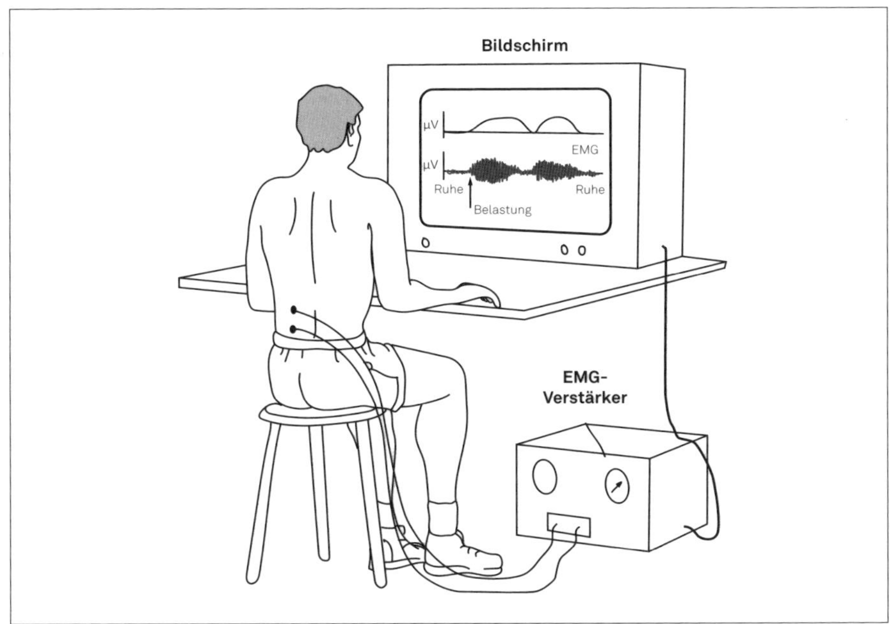

Abbildung 5: *Biofeedbackanordnung zur Rückmeldung der Muskelspannung bei einem Patienten mit chronischen Rückenschmerzen.* Durch die Visualisierung der Spannung kann der Patient lernen, diese zu regulieren. Dabei werden nicht nur die Grundspannung, sondern v.a. auch die Stressreagibilität und die Rückkehr zum Ruhewert trainiert (aus Birbaumer, N. & Schmidt, R.F. (2010). Biologische Psychologie. Heidelberg: Springer, S. 370, mit freundlicher Genehmigung).

familiäre Belastungen) zur Schmerzentstehung und Schmerzaufrechterhaltung beiträgt. In einer Reihe von Studien konnte die Wirksamkeit von EMG-Biofeedback insbesondere für chronische Rückenschmerzen belegt werden (Sielski et al., 2017). Auch Langzeitkatamnesen sprechen für die Effizienz von EMG-Biofeedback in der Behandlung chronischer Rückenschmerzen.

Obwohl Biofeedbackverfahren seit rund zwei Jahrzehnten in der Behandlung chronischen Schmerzes eingesetzt werden, sind deren Wirkmechanismen noch nicht endgültig geklärt. Im Widerspruch zu theoretischen Annahmen bzgl. der mediierenden Mechanismen sind die Befunde zum Zusammenhang zwischen den durch die Biofeedbackbehandlung erzielten Veränderungen in der physiologischen Reagibilität und dem erzielten Therapieerfolg uneinheitlich. Zwar liegt die Vermutung nahe, dass der in einzelnen Studien berichtete mangelnde Therapieerfolg von EMG-Biofeedback z.B. bei der Behandlung von chronischen Rückenschmerzen letztlich auf eine fehlende deutliche EMG-Veränderung oder die mangelnde Spezifität des Rückmeldeortes zurückzuführen ist. Andererseits mangelt es an konsistenten Befunden für einen unmittelbaren Zusammenhang zwischen dem Ausmaß an erlernter Kontrolle über die für das Schmerzgeschehen als wesentlich erachtete physiologische Reaktion und dem Therapieerfolg. Während einige Studien für einen solchen Zusammenhang sprechen, konnten andere Studien dies nicht bestätigen. Eindeutige Schlussfolgerungen werden zusätzlich erschwert, da die Ausprägung der physiologischen Reagibilität vor Behandlungsbeginn einen unmittelbaren Einfluss auf den Therapieerfolg zu haben scheint. So profitieren Patienten, die sich durch eine ausgeprägte Hyperreagibilität von schmerzrelevanten Muskeln auszeichnen, deutlich weniger von einer EMG-Biofeedbackbehandlung als Patienten, die weniger reagibel waren. In eine ähnliche Richtung weisen Ergebnisse für den Erfolg des Hauttemperaturbiofeedbacks bei Migräne. Patienten, die große Schwierigkeiten bei der willentlichen Veränderung der Hauttemperatur haben, erreichen mehr Kopfschmerzreduktion als diejenigen, denen die Temperaturerhöhung sehr leicht fällt. Eine mögliche Ursache für die inkonsistenten Befunde ist darin zu sehen, dass zwischen schmerzrelevanten psychophysiologischen Parametern (z.B. erhöhte Muskelspannung, ausgeprägte Vasokonstriktion) und subjektiver Schmerzintensität häufig nicht die zumindest aus ätiologischer Sicht erwartete hohe Übereinstimmung besteht.

Gegen einen ausschließlich physiologischen Wirkmechanismus von Biofeedbackverfahren spricht, dass das Erlernen von willkürlicher Kontrolle über einen bestimmten physiologischen Prozess mit ausgeprägten kognitiven Veränderungen einhergeht. Obwohl a priori nicht als spezifisches Therapieziel definiert, geben Patienten nach einer Biofeedbackbehandlung weniger schmerzbedingte emotionale Verstimmungen, weniger schmerzbedingte subjektive Beeinträchtigung und vermehrt aktive Schmerzbewältigungsstrategien an. Möglicherweise spielt die Erhöhung der Selbstwirksamkeitswartung bzgl. eigener Einflussmöglichkeiten auf den Schmerz eine wichtige vermittelnde Rolle (Rief & Birbaumer, 2006).

6.5 Hypnose

Hypnose hat sich als ein effizientes Verfahren zur Schmerzlinderung erwiesen

Die Wirkung von Hypnose auf Schmerzen wurde lange Zeit eher belächelt und in Frage gestellt. Erst die Studien von Rainville et al. (1997, 1999), die mithilfe bildgebender Verfahren zeigen konnten, dass Hypnose die Gehirnaktivität bei Schmerz verändert, haben dazu geführt, dass die schmerzmodifizierende Wirkung von Hypnose allgemein anerkannt wird. So verwendeten Rainville et al. bei gesunden Probanden Hypnose, um entweder affektive oder sensorische Komponenten von (experimentell induziertem) Schmerz zu verstärken. Unter Hypnose fand sich erhöhte Aktivität im anterioren zingulären Kortex oder im primären somatosensorischen Kortex (Rainville et al., 1997, 1999). Seitdem untersuchten viele Studien den Effekt von Hypnose auf Schmerzprozesse bei gesunden Probanden sowie bei Patienten mit chronischen Schmerzen. Generell sind Techniken der Hypnose sehr effektiv im Regulieren von sowohl akutem als auch chronischem Schmerz (Jensen & Patterson, 2014). Allerdings muss erwähnt werden, dass die Stärke des schmerzlindernden Effektes von Hypnose erheblich davon abhängig ist, wie suggestibel eine Person ist. Hoch-suggestible Schmerzpatienten profitieren deutlich mehr von Hypnose als Patienten mit gering ausgeprägter Suggestibilität.

Derbyshire, Whalley und Oakley (2009) instruierten Fibromyalgie-Patienten, mit oder ohne hypnotische Induktion, ihre Schmerzen als unterschiedlich intensiv wahrzunehmen. Sie fanden, dass (a) die Änderung der Schmerzintensität in Bezug auf die Instruktionen unter hypnotischem Einfluss ausgeprägter war und (b) sich die Aktivität in einigen schmerz-assoziierten Hirnregionen veränderte. Ähnliche Ergebnisse wurden für das Induzieren von Schmerz durch Hypnose bei gesunden Probanden berichtet (Derbyshire et al., 2004). Nusbaum et al. (2010) nutzten die Positronenemissionstomographie, um die Effekte von Analgesie durch Hypnose bei chronischem Rückenschmerz zu untersuchen. Sie fanden ebenso Änderungen des Hirnnetzwerks für emotionale und kognitive Prozesse. Abrahamsen et al. (2010) nutzten Hypnose, um entweder eine höhere oder niedrigere Wahrnehmung des Schmerzes bei Patienten mit chronischem Schmerz im Kiefergelenk zu induzieren (Hyperalgesie oder Hypoalgesie). Tatsächlich ging die durch Hypnose induzierte Hypoalgesie mit verminderter schmerz-assoziierter Gehirnaktivität einher, während die Gehirnaktivität unter Hyperalgesie anstieg.

6.6 Neurowissenschaftlich basierte Methoden

6.6.1 Sensorisches Diskriminationstraining

Neurowissenschaftlich basierte Methoden eröffnen neue wirkungsvolle Schmerztherapieformen, vor allem für Phantomschmerzen

Phantomschmerz und anderer neuropathischer Schmerz sind charakterisiert durch Reorganisation des sensomotorischen Kortex. Hierbei wandert die neuronale Aktivität von benachbarten Regionen in das Areal, welches zuvor für die fehlende Gliedmaße zuständig war (bei Patienten mit Amputationen), oder verändert ihre Größe (bei komplexen regionalen Schmerzsyndromen). Das Ausmaß dieser Veränderungen bestimmt die Stärke der empfundenen Schmerzen der Patienten. Ebenso zeigen diese Patienten eine Reihe struktureller Änderungen (Flor, Nikolajsen & Jensen, 2006). Solche Schmerzen können durch eine Änderung des Inputs der Hirnregion, die sich reorganisiert hat, behandelt werden. Phantomschmerzen beispielsweise konnten vermindert werden, indem die taktile Wahrnehmung in Hirnregionen nahe der betroffenen Region verbessert wurde (Flor et al., 2001). Ein zweiwöchiges Sensorisches Diskriminationstraining sollte zu dem Erkennen der Frequenz sowie der Lokation von zwei von acht möglichen Stimuli führen. In Folge dessen sollten Reize leichter diskriminiert werden können. Den Probanden wurde verbales sowie visuelles Feedback gegeben. Das Training führte zu einer signifikanten Verbesserung sowohl bei der Erkennung der Frequenz als auch bei der Erkennung der Lokation, was sich in der verbesserten Diskrimination der Reize widerspiegelte. Das Training konnte mehr als 60 % des Phantomschmerzes reduzieren und ging mit einem signifikanten Rückgang der kortikalen Reorganisation einher (Flor et al., 2001). Die Veränderungen in der Diskriminationsfähigkeit, dem Schmerz und der kortikalen Reorganisation waren signifikant positiv korreliert. Eine Kontrollgruppe mit Patienten, welche medizinische Standardverfahren und psychologische Beratung erhielten, zeigten keine ähnlichen Effekte in kortikaler Reorganisation oder der Schmerzreduktion.

6.6.2 Imaginations- und Spiegeltherapie und Interventionen in der virtuellen Realität

Ramachandran, Rogers-Ramachandran und Cobb (1995) verwendeten einen Spiegel, um Patienten mit Phantomschmerz zu trainieren, die Phantomgliedmaße zu bewegen, um Phantomschmerz zu reduzieren. Der Spiegel wurde in einer Box platziert, in welche der Patient sowohl seinen intakten Arm als auch den Phantomarm einführte. Der Patient wurde dann instruiert, auf das Spiegelbild des intakten Arms zu schauen, welcher an der Stelle wahrgenommen wurde, an welcher sich eigentlich der Phantomarm befindet. Die Patienten sollten dann symmetrische Bewegungen sowohl mit dem intakten Arm als auch mit der amputierten Gliedmaße ausführen, was dem Gehirn tatsächliche Bewegungen der fehlenden Gliedmaße suggeriert. Dieser Prozess scheint die wahrgenommene Kontrolle über den fehlenden Arm zurückzugeben und Phantomschmerz bei einigen Patienten, doch nicht bei allen, zu reduzieren. Erweiterte Spiegeltherapie war sehr erfolgreich im Reduzieren von Phantomschmerz in einer kontrollierten Studie von Chan et al. (2007), bei welcher sie mit Bewegungen ohne Spiegel und mit ausschließlich vorgestellten Bewegungen verglichen wurde. Diers et al. (2010) verglichen eine Spiegeltherapie-Sitzung, ausschließlich vorgestellte Bewegung und tatsächlich ausgeführte Bewegung bei Patienten mit einer amputierten Gliedmaße mit und ohne Phantomschmerz mit gesunden Kontrollprobanden. Hierbei zeigte sich, dass bei Patienten mit Phantomschmerz der Bereich des somatosensorischen Kortex, der das fehlende Glied durch das Spiegelbild repräsentiert, bei Bewegung der gespiegelten Hand nicht aktiviert wird. Bei Patienten ohne Phantomschmerz hingegen zeigte sich eine normale Aktivität des somatosensorischen Kortex. Das Ausmaß dieser Repräsentation der Aktivität ist negativ mit der Stärke des Phantomschmerzes korreliert. Aufgrund dieser Ergebnisse kann vermutet werden, dass Patienten mit Phantomschmerz daran scheitern, das fehlende Glied adäquat in ihr Körperbild zu integrieren, und maladaptive plastische Veränderungen nicht unterdrückt werden können. Imaginationstherapie hatte in dieser

Studie ähnliche, jedoch schwächere Effekte als Spiegeltherapie. Egsgaard et al. (2011) untersuchten EEG-Korrelate der Spiegelillusion bei gesunden Probanden und fanden eine kurzfristige, plastische Verformung des primären somatosensorischen Kortex in frühen Komponenten des ERP. Es ist denkbar, dass vorgestellte Bewegungen ähnliche, jedoch nicht die gleichen Hirnregionen aktiviert wie tatsächliche Bewegung, was zu einer Erleichterung der normalen Bewegung und einer begleiteten Schmerzverminderung führt (Raffin et al., 2012). Giraux und Sirigu (2003) zeigten, dass Phantomschmerz stark reduziert wurde, wenn Patienten sich Bewegungen der amputierten Hand vorstellten. MacIver et al. (2008) fanden ebenfalls, dass therapeutische, mentale Vorstellung von Bewegung Phantomschmerz signifikant reduzierte und gleichzeitig die Hirnaktivität im sensorimotorischen Kortex normalisierte. Diese Studien lassen vermuten, dass eine Modifikation des Inputs der betroffenen Hirnregion durch visuelles Feedback und die Imagination von Bewegungen Schmerzempfindungen, sowie kortikale Reorganisationen verändern kann. Trotzdem sollte herausgefunden werden, ob vorgestellte oder tatsächlich ausgeführte Bewegungen des Phantomglieds effektiver sind. Die Therapie mittels virtueller Realität beispielsweise, welche Bewegungen der intakten Gliedmaße nutzt, um Bewegungen der fehlenden Gliedmaße in der virtuellen Realität zu simulieren, und die Nutzung von virtueller Realität des ganzen Körpers scheinen ebenso erfolgreiche Optionen der Therapie darzustellen und könnten sich sowohl hinsichtlich der Veränderung des Körperbilds als auch in der Funktionswiederherstellung als erfolgreich herausstellen (Ortiz-Catalan et al., 2016).

6.7 Placebo

Placeboeffekte zielen darauf ab, die Erwartungshaltung des Patienten hinsichtlich des Therapieerfolges zu optimieren, um damit die Schmerztherapie zu unterstützen

Ein Placebo bezeichnet klassischerweise ein wirkstofffreies Präparat, das eine ähnliche Wirkung entfaltet wie ein Arzneimittel. Es ließ sich zeigen, dass gerade beim Schmerz Placebos besonders wichtig und effektiv sind und die gleichen Hirnveränderungen wie eine aktive Therapie involvieren (Colloca et al., 2013). Der Placeboeffekt hingegen bezeichnet nicht nur die Wirkung von wirkstofffreien Präparaten, sondern ist viel weiter gefasst und bezieht sich darauf, dass sich die Wirkung einer Behandlung/Therapie mindestens aus zwei Komponenten zusammensetzt: (i) der spezifischen Wirksamkeit der Behandlung und (ii) der Erwartungshaltung des Patienten. Besonders im Schmerzbereich gibt es eine Vielzahl an Studien zum Placeboeffekt, die sogenannte Placeboanalgesie. Es konnte gezeigt werden, dass über Erwartungseffekte (z. B. „ich weiß aus Erfahrung, dass autogenes Training meine Kopfschmerzen lindert“ oder „ein anderer Patient hat mir erzählt, dass autogenes Training seine Schmerzen vermindert“) die Wirksamkeit von Schmerzbehandlungen um bis zu einem Drittel gesteigert werden kann (Klinger, 2015). Diese Erwartungseffekte können in der Schmerzbehandlung gezielt genutzt werden, um die Erwartung des Patienten in Bezug auf ein Behandlungsergebnis zu optimieren und negative Kognitionen zu reduzieren.

Bei Patienten mit kognitiven Beeinträchtigungen, wie sie im Rahmen der Demenz auftreten, scheint der Placeboeffekt jedoch zu fehlen. Benedetti et al. (2006) untersuchten den Placeboeffekt auf Schmerzmittel bei gesunden Personen und bei Demenzpatienten. Die Schmerzmittel wurden entweder versteckt oder aber offen/angekündigt verabreicht. Während bei den gesunden Personen die schmerzlindernde Wirkung von Schmerzmitteln durch Erwartungseffekte bei der offenen/angekündigten Verabreichung (im Vergleich zur versteckten Verabreichung) deutlich gesteigert werden konnte, zeigte sich keinerlei Placeboeffekt bei den Demenzpatienten.

6.8 Probleme, Effektivität und Prognose der Schmerzpsychotherapie

Einzelfalldarstellungen und narrative Berichte zur Effektivität von psychotherapeutischen Schmerztherapien zeichneten lange ein sehr positives Bild und berichteten von deutlichen schmerzlindernden Wirkungen psychologischer Therapiemaßnahmen. Neuere Meta-Analysen zu diesem Thema bestätigen zwar die schmerzlindernde Wirkung von Schmerzpsychotherapie (insbesondere der Kognitiven Verhaltenstherapie), jedoch fallen die Effektstärken enttäuschend gering aus. Eine Meta-Analyse aus dem Jahr 2012 (Williams et al., 2012) schloss insgesamt 25 randomisierte kontrollierte Studien (RCT englisch: randomized controlled trials) zur Schmerzpsychotherapie bei chronischen Schmerzen ein, wobei Kopfschmerzen als Schmerztyp ausgeschlossen wurde. Als Schmerzpsychotherapie wurde in den eingeschlossenen Studien entweder Kognitive Verhaltenstherapie oder Verhaltenstherapie durchgeführt und diese mit einer Wartebedingung oder mit „treatment as usual" verglichen. Die Autoren fanden, dass die Kognitive Verhaltenstherapie im Vergleich zu den Kontrollbedingungen zu signifikanten Verbesserungen im Schmerz, in der Stimmung und in der Beeinträchtigung durch den Schmerz führte. Allerdings fielen die Effektstärken gering aus. Hier muss jedoch erwähnt werden, dass auch die Effektstärken für pharmakologische und physiotherapeutische Schmerztherapien gering ausfallen, also die kognitive Verhaltenstherapie hier nicht schlechter abschneidet.

Was könnten Gründe für die relativ geringen Wirkungseffekte der kognitiven Verhaltenstherapie bei chronischen Schmerzen sein? Schmerzpatienten stellen keine homogene Gruppe dar, sondern unterscheiden sich in vielen für die Therapie relevanten Bereichen (z. B. körperliche Fitness, Bildungsniveau, soziale Unterstützung, emotionale Belastbarkeit, Motivation, Persönlichkeitsmerkmale). Diese Unterschiede tragen dazu bei, dass nicht alle Patienten gleichermaßen von kognitiver Verhaltenstherapie profitieren. Die Mittelwertsunterschiede in Meta-Analysen maskieren, dass es durchaus Schmerzpatienten gibt, die sehr von der kognitiven Verhaltenstherapie profitieren, während andere keine Verbesserung zeigen. Deshalb sollte in der Schmerzpsychotherapie nicht eine Therapiemaßnahme für alle Anwendung finden, sondern eine patientenzentrierte Herangehensweise gewählt werden, bei der die Wünsche, Fähigkeiten und Möglichkeiten des Patienten für die Therapieauswahl entscheidend sind. Besonders wichtig erscheint hier auch, dass man zunehmend von der Maxime „ein Patient muss mit seinen Schmerzen leben lernen“ zu einer mechanismenorientierten Therapie kommt, die auch direkt die den Schmerz auslösenden psychobiologischen Prozesse beeinflussen soll.

Bereits 1988 schlugen Turk und Rudy vor, eine multidimensionale Schmerzdiagnostik zu verwenden, um Patienten in Untergruppen mit ähnlichen Symptomen einzuteilen und so auch zu einer differentiellen Indikation von Therapien zu kommen. Das bedeutet, dass nicht jeder Schmerzpatient die gleiche Therapie erhält, sondern die Therapie auf die Bedürfnisse und Erfordernisse des Patienten zugeschnitten wird. Mittels Clusteranalyse wurden vier Patientengruppen identifiziert: beeinträchtigt/operant - gestresst/deprimiert - psychophysiologisch hoch reagibel - gut bewältigend) (vgl. Flor & Turk, 2011). So wurde vorgeschlagen, die adaptiven Bewältiger eher edukativen Maßnahmen und Beratung zuzuführen, die beeinträchtigte Gruppe der operanten Gruppentherapie, die psychophysiologisch Hochreagiblen einer Biofeedbackbehandlung und die gestresst/deprimierten Patienten einem kognitiv-verhaltenstherapeutischen Stress- und Schmerzbewältigungstraining.

Anstelle einer Kombination von unterschiedlichen, sich möglicherweise widersprechenden Behandlungskomponenten wurde somit die *differenzielle Indikation* der oben dargestellten Therapieverfahren vorgeschlagen.

Tabelle 4: Möglichkeiten der differenziellen Indikation schmerztherapeutischer Verfahren

Indikationskriterien	Wahl der schmerztherapeutischen Verfahren
• Hohes Schmerzverhalten • Wenig aktiv • Identifizierbare Verstärkung für Schmerz • Partner arbeitet mit	Operante Therapie, Exposition, Extinktionstraining
• Hilflose Einstellung zum Schmerz • Hohe Belastung • Hohe muskuläre Reagibilität • Depressive Verstimmung	Schmerzbewältigung/Biofeedback
• Gut angepasst, wenig beeinträchtigt • Behandelbare Störung	Edukation/adäquate medizinische Versorgung

Dabei zeigt sich, dass eine differenzielle Indikation im Vergleich zu einer randomisierten Zuordnung zu Therapien deutlich reduzierte Abbruchquoten und mehr Zufriedenheit der Patienten mit der Therapie ergibt. Schmerz sollte somit immer als multidimensionales Phänomen betrachtet und im Rahmen einer multiaxialen Schmerzdiagnostik, welche die somatische, die verbal-subjektive, die Verhaltens- und die psychophysiologische Ebene abdeckt, untersucht werden.

7 Neuropsychologische Therapie bei Patienten mit chronischen Schmerzen

Obwohl hinlänglich bekannt ist, dass chronische Schmerzen mit Einbußen in den neuropsychologischen Leistungen assoziiert sind, ist die Idee, diesen Einbußen mithilfe eines kognitiven Trainings entgegenzuwirken, sehr neu. Die erste Studie hierzu wurde 2018 veröffentlicht. Baker et al. (2018) untersuchten die kognitiven Leistungen und die Schmerzintensität von 30 Patienten mit chronischen Schmerzen vor und nach Teilnahme an 24 Online-Trainings-Terminen (die Termine waren über 8 Wochen verteilt). Hierbei wurden die Schmerzpatienten randomisiert einer neuropsychologischen Trainingsgruppe (N=15) oder einer Kontrolltrainingsgruppe (N=15) zugeordnet. In der neuropsychologischen Trainingsgruppe folgten die Teilnehmer dem Online-Training „HappyNeuron“ (SBT Group), in welchem die Bereiche Arbeitsgedächtnis, Aufmerksamkeit und Konzentration, Lern- und Merkfähigkeit, Gedächtnis- und Lernstrategien, planerisches Denken und Sprachfähigkeit trainiert werden. In der Kontrolltrainingsgruppe sahen die Teilnehmer kurze Filmdokumentationen und mussten zu dem Gesehenen Fragen beantworten. Die neuropsychologischen Leistungen verbesserten sich nur in der neuropsychologischen Trainingsgruppe, jedoch nicht in der Kontrollgruppe. Der größte Leistungszuwachs zeigte sich hier in den exekutiven Funktionen (Trail Making Test B und N-back Test). Diese Studie eröffnet erste Ausblicke, dass neuropsychologische Therapien eine Möglichkeit darstellen könnten, die kognitiven Defizite bei Patienten mit chronischen Schmerzen zu mindern.

8 Fallbeispiele chronischer Schmerzen mit neuropsychologischen Komplikationen

8.1 Fall 1

Eine 56-jährige Gymnasiallehrerin mit Teilzeitbeschäftigung, die bereits seit ca. 25 Jahren unter Migräne ohne Aura litt, stellte sich zur Abklärung kognitiver Probleme vor. Die Migräneanamnese ergab 2 bis 4 Anfälle pro Monat mit Dauern von 8 bis 30 Stunden. Auslösender Faktor war früher öfters die Menstruation; mittlerweile ist das Ende der verkürzten Arbeitswoche häufig Zeitpunkt der ersten Vorboten des Migräneanfalls. Ein Versuch, die Anfallshäufigkeit durch ein Stressmanagementtraining zu reduzieren, blieb ohne Erfolg. Mit Triptanen und Schmerzmitteln (NSAIDs) können die Stärke des Kopfschmerzes und der übrigen Anfallssymptome (Übelkeit, Reizbarkeit, Photo- und Phonophobie) oft, aber nicht immer auf mittelgradige Ausprägungen reduziert werden. Die Patientin gab an, bereits prä-iktal[1] unter „Denkschwierigkeiten" zu leiden, worunter sie eine Abnahme der kognitiven Flexibilität, des schlussfolgernden Denkens und des Abrufs deklarativer Gedächtnisinhalte verstand. Diese Probleme setzten sich während des Anfalls fort. Für einige Stunden nach Beendigung des Anfalls sei eher ein Mangel an kognitiver Anstrengungsfähigkeit vorherrschend. Diese subjektiven Klagen über Leistungseinschränkungen ließen sich durch einen Vergleich von geeigneten prä-iktalen/iktalen mit inter-iktalen Phasen insofern erhärten, dass in geeigneten Subtests des I-S-T 2000 R zur Klinik passende intraindividuelle Schwankungen zu beobachten waren. Die festgestellten neuropsychologischen Auffälligkeiten waren jedoch bezogen auf Normwerte nur als gering-gradig einzustufen. Viel schwerwiegender stellte sich jedoch die Leistungsverunsicherung der Patientin dar. Die unvorhersehbaren, gefürchteten und teilweise mehrtägigen Einschränkungen kognitiver Leistungsfähigkeit beeinträchtigten die Selbstwertüberzeugungen der Patientin nachhaltig: *Ich plane aufgrund der Migräne mein Leben immer am untersten Rand meiner Möglichkeiten.* Interessante Fort- und Weiterbildungen sowie eine Rückkehr zur Ganzzeitbeschäftigung wurden beispielsweise folgerichtig ausgeschlagen.

Dieses Fallbeispiel macht deutlich, dass die dauerhaften, schlecht vorhersehbaren und kontrollierbaren Einschränkungen kognitiver Leistungsfähigkeiten bei chronischen Schmerzen kumuliert ebenso bedeutsam werden können wie

1 Iktal = während des Anfalls

die kurzfristig einschränkenderen neuropsychologischen Konsequenzen neurologischer und psychiatrischer Erkrankungen.

8.2 Fall 2

Frau M. ist eine 35-jährige gelernte Bürogehilfin, die seit 6 Jahren an zunehmend schwereren und immer weniger behandelbaren Schmerzen im Lendenwirbelsäulenbereich litt. Zum Zeitpunkt der Aufnahme in die Schmerzambulanz stillte sie ihre Schmerzen mit großen Mengen peripher und zentral wirksamer Analgetika (Aspirin, Demerol) und einem Antidepressivum (Amitriptylin). Der Schmerz hatte zu Einschränkungen in allen Lebensbereichen geführt: Sie konnte wegen häufiger Fehlzeiten und unerträglicher Schmerzen ihre Beschäftigung nicht halten, sie gab alle sportlichen Aktivitäten auf (sie war z. B. begeisterte Bergsteigerin), was ihre sozialen Beziehungen stark einschränkte, da sie zumeist über den Sport oder die Arbeit aufrechterhalten wurden. Die Beziehung zu ihrem Lebensgefährten war durch ihre häufige Gereiztheit und depressive Verstimmung ebenfalls schwer beeinträchtigt. Darüber hinaus war sie oft müde, und es fiel ihr schwer, länger dauernde Aktivitäten durchzuführen.

Die Analyse des medizinischen Befundes zeigte keine Auffälligkeiten wie z. B. arterotische Veränderungen. Die psychologischen Fragebögen zeigten eine deutlich erhöhte Schmerzintensität und eine starke Beeinträchtigung durch den Schmerz gepaart mit einer ausgeprägten affektiven Verstimmung (BDI-Wert 20). Die wahrgenommene Lebenskontrolle war ebenso wie die soziale Unterstützung gering ausgeprägt. Der Partner wurde in seinen Reaktionen auf den Schmerz vor allem als bestrafend erlebt. Frau M. zeigte deutliches Schmerzverhalten (Stöhnen, Verziehen des Gesichts etc.) und ein sehr niedriges Aktivitätsniveau. Sie neigte auch zu Katastrophisieren und zeigte wenig förderliche schmerzbezogene Gedanken. Sowohl das subjektive Stresserleben als auch die Reagibilität der Muskulatur auf Stress waren gering ausgeprägt. Die neuropsychologische Untersuchung ergab deutliche Einschränkungen in der selektiven Aufmerksamkeit und im Arbeitsgedächtnis.

Frau M. nahm an einer 12-wöchigen kognitiven Verhaltenstherapie teil. Das Trainingsprogramm begann mit einer ausführlichen Diskussion der Diagnostikergebnisse und der Formulierung folgender Therapieziele: Reduktion der Beeinträchtigung durch den Schmerz in allen Lebensbereichen, Verbesserung der Stimmung, Reduktion der Medikation mit gleichzeitigem Aufbau alternativer Schmerzbewältigungsfertigkeiten. Es folgte eine Erklärung der Tor-Kontroll-Theorie mit Betonung auf den vielen Möglichkeiten, mit denen man das „Tor" schließen kann. Als erste Bewältigungsstrategie wurde dann ein Aktivitätsprogramm eingeführt, das mit leichten aeroben Übungen begann und zu regelmäßigen Spaziergängen und gymnastischen Übungen ausgedehnt wurde. Außerdem wurden mit der Patientin wesentliche Arbeitsabläufe (Computerarbeit, Aktenablage) analysiert und in zu übende Einzelteile untergliedert, die nach einem Quotenplan erhöht werden sollten. Zur Verbesserung ihrer Stimmung und der partnerschaftlichen Beziehung wurden „Verwöhnabende" eingeplant, an denen die Patientin alleine oder mit ihrem Partner angenehme Aktivitäten ausführen sollte. Es folgte eine genaue Analyse der Selbstinstruktionen und Bewältigungsstrategien in Schmerzsituationen und das Einüben verschiedener Alternativstrategien: Atemübungen, positive Selbstinstruktionen, positive Vorstellungsbilder. Schließlich wurde die Schmerzmedikation von einer schmerzkontingenten in eine zeitkontingente Gabe umgestellt und zunächst die zentralen, dann die peripheren Analgetika reduziert. Die Antidepressivaeinnahme wurde erst nach dem Therapieende reduziert. Nach dem Aufbau von weniger schmerzauslösendem Arbeitsverhalten (mehr Pausen, häufiger Haltungswechsel, Entspannungsübungen) nahm die Patientin eine Teilzeitbeschäftigung an, die sie in der Katamnesezeit von einem Jahr beibehielt und auf eine Ganztagsbeschäftigung ausdehnen konnte. Sie konnte am Ende der Behandlung länger sitzen und am Stück gehen und unternahm nun lange Spaziergänge mit ihrem Hund. Im Verlauf der gesamten Behandlung blieb die Beziehung zum Partner problematisch, so war der Partner z. B. nicht zu einer Teilnahme an der Behandlung bereit und blieb im Allgemeinen wenig unterstützend. Es wurde deshalb in der Behandlung großer Wert auf Selbstverstärkung und Verstärkung durch Außenkontakte (z. B. am Arbeitsplatz) gelegt. Am Ende der Behandlung zeigten sich auch eine deutlich reduzierte Beeinträchtigung durch den Schmerz und eine verbesserte Stimmung, deutlich mehr förderliche Selbstinstruktionen und auch ein signifikant erhöhtes Aktivitätsniveau ebenso wie weniger kognitive Beeinträchtigungen.

9 Weiterführende Literatur

Flor, H. (2016). Chronische Schmerzsyndrome. In: U. Ehlert (Hrsg.), *Verhaltensmedizin* (S. 183–223). Berlin, Heidelberg, New York: Springer.

Kröner-Herwig, B. (2014). Chronischer Schmerz: Psychologische Behandlungsansätze und Stand der Evidenz psychologischer Behandlung. *Verhaltenstherapie & Verhaltensmedizin, 35*(1), 57–74.

Kröner-Herwig, B., Frettlöh, J., Klinger, R. & Nilges, P. (Hrsg.). (2017). *Schmerzpsychotherapie* (8. Auflage). Berlin, Heidelberg: Springer. https://doi.org/10.1007/978-3-662-50512-0

Schuler, M. (Hrsg.). (2016). *Schmerztherapie beim älteren Patienten*. Berlin: De Gruyter. https://doi.org/10.1515/9783110404654

10 Literatur

Abrahamsen, R., Dietz, M., Lodahl, S., Roepstorff, A., Zachariae, R., Østergaard, L. & Svensson, P. (2010). Effect of hypnotic pain modulation on brain activity in patients with temporomandibular disorder pain. *Pain, 151*, 825–833. https://doi.org/10.1016/j.pain.2010.09.020

Achterberg, W.P., Pieper, M.J., van Dalen-Kok, A.H., De Waal, M.W., Husebo, B.S., Lautenbacher, S. et al. (2013). Pain management in patients with dementia. *Clinical Interventions in Aging, 8*, 1471. https://doi.org/10.2147/CIA.S36739

American Psychiatric Association. (2013). *Diagnostic and statistical manual of mental disorders* (5th ed.). Arlington, VA: American Psychiatric Publishing. https://doi.org/10.1176/appi.books.9780890425596

Anderson, K.N. & Bradley, A.J. (2013). Sleep disturbance in mental health problems and neurodegenerative disease. *Nature and Science of Sleep, 5*, 61. https://doi.org/10.2147/NSS.S34842

Apkarian, A.V. (2008). Pain perception in relation to emotional learning. *Current Opinion in Neurobiology, 18*(4), 464–468. https://doi.org/10.1016/j.conb.2008.09.012

Apkarian, A.V., Bushnell, M.C., Treede, R.D. & Zubieta, J.K. (2005). Human brain mechanisms of pain perception and regulation in health and disease. *European Journal of Pain, 9*, 463–463. https://doi.org/10.1016/j.ejpain.2004.11.001

Asghari, A. & Nicholas, M.K. (2001). Pain self-efficacy beliefs and pain behaviour. A prospective study. *Pain, 94*, 85–100.

Bair, M.J., Robinson, R.L., Katon, W. & Kroenke, K. (2003). Depression and pain comorbidity: A literature review. *Archives of Internal Medicine, 163*, 2433–2445. https://doi.org/10.1001/archinte.163.20.2433

Baker, K.S., Georgiou-Karistianis, N., Lampit, A., Valenzuela, M., Gibson, S.J. & Giummarra, M.J. (2018). Computerised training improves cognitive performance in chronic pain: A participant-blinded randomised active-controlled trial with remote supervision. *Pain, 159*(4), 644–655. https://doi.org/10.1097/j.pain.0000000000001150

Bandura, A., O'Leary, A., Taylor, C.B., Gauthier, J. & Gossard, D. (1987). Perceived self-efficacy and pain control: Opioid and nonopioid mechanisms. *Journal of Personality and Social Psychology, 53*, 563. https://doi.org/10.1037/0022-3514.53.3.563

Banks, S.M. & Kerns, R.D. (1996). Explaining high rates of depression in chronic pain: A diathesis-stress framework. *Psychological Bulletin, 119*, 95. https://doi.org/10.1037/0033-2909.119.1.95

Basler, H.D., Bloem, R., Casser, H.R., Gerbershagen, H.U., Grießinger, N., Hankemeier, U., ... & Schröter, C. (2001). Ein strukturiertes Schmerzinterview für geriatrische Patienten. *Der Schmerz, 15*(3), 164–171. https://doi.org/10.1007/s004820170018

Bell, B.D., Primeau, M., Sweet, J.J. & Lofland, K.R. (1999). Neuropsychological functioning in migraine headache, nonheadache chronic pain, and mild traumatic brain injury patients. *Archives of Clinical Neuropsychology, 14*, 389–399. https://doi.org/10.1093/arclin/14.4.389

Benedetti, F., Arduino, C., Costa, S., Vighetti, S., Tarenzi, L., Rainero, I. & Asteggiano, G. (2006). Loss of expectation-related mechanisms in Alzheimer's disease makes analgesic therapies less effective. *Pain, 121*(1–2), 133–144. https://doi.org/10.1016/j.pain.2005.12.016

Birbaumer, N. & Schmidt, R.F. (2010). *Biologische Psychologie*. Heidelberg: Springer. https://doi.org/10.1007/978-3-540-95938-0

Birke, K., Schneider, W., Klauer, T. & Dobreff, U. (2001). Wie beeinträchtigt in psychosomatisch relevanten Dimensionen sind Gutachtenpatienten wirklich? Ein Vergleich zwischen stationären Psychotherapiepatienten und Probanden in Sozialgerichtsverfahren. In: W. Schneider, P. Henningsen & U. Rüger (Hrsg.), *Sozialmedizinische Begutachtung in Psychosomatik und Psychotherapie: Autorisierte Leitlinien, Quellentexte und Kommentar* (S. 195–222). Bern: Huber.

Block, C. & Cianfrini, L. (2013). Neuropsychological and neuroanatomical sequelae of chronic non-malignant pain and opioid analgesia. *Neurorehabilitation, 33*, 343–366. https://doi.org/10.3233/NRE-130965

Bonica, J.J. (1953). *The Management of Pain*. Philadelphia: Lea & Febiger.

Breivik, H., Collett, B., Ventafridda, V., Cohen, R. & Gallacher, D. (2006). Survey of chronic pain in Europe: Prevalence, impact on daily life, and treatment. *European Journal of Pain, 10:* 287–333.

Bruehl, S., Liu, X., Burns, J.W., Chont, M. & Jamison, R.N. (2012). Associations between daily chronic pain intensity, daily anger expression, and trait anger expressiveness: An ecological momentary assessment study. *Pain, 153*, 2352–2358. https://doi.org/10.1016/j.pain.2012.08.001

Bruera, E., Macmillan, K., Hanson, J. & MacDonald, R.N. (1989) The cognitive effects of the administration of narcotic analgesics in patients with cancer pain. *Pain, 39*, 13–16. https://doi.org/10.1016/0304-3959(89)90169-3

Brune, K., Beyer, A. & Schäfer, M. (2013). *Schmerz: Pathophysiologie – Pharmakologie – Therapie*. Berlin: Springer-Verlag.

Burns, J.W., Gerhart, J.I., Bruehl, S., Peterson, K.M., Smith, D.A., Porter, L.S. et al. (2015). Anger arousal and behavioral anger regulation in everyday life among patients with chronic low back pain: Relationships to patient pain and function. *Health Psychology, 34*, 547. https://doi.org/10.1037/hea0000091

Chan, B.L., Witt, R., Charrow, A.P., Magee, A., Howard, R., Pasquina, P.F. et al. (2007). Mirror therapy for phantom limb pain. *New England Journal of Medicine, 357*, 2206–2207. https://doi.org/10.1056/NEJMc071927

Cherrier, M.M., Amory, J.K., Ersek, M., Risler, L. & Shen, D.D. (2009). Comparative cognitive and subjective side effects of immediate-release oxycodone in healthy middle-aged and older adults. *The Journal of Pain, 10*, 1038–1050. https://doi.org/10.1016/j.jpain.2009.03.017

Colloca, L., Klinger, R., Flor, H. & Bingel, U. (2013). Placebo analgesia: Psychological and neurobiological mechanisms. *Pain, 154*, 511–514. https://doi.org/10.1016/j.pain.2013.02.002

Conrad, A. & Herrmann, C. (2009). Schmerzhafte Schulter nach Schlaganfall. *Neurologische Rehabilitation, 15*(2), 107–138.

Corbett, A., Achterberg, W., Husebo, B., Lobbezoo, F., de Vet, H., Kunz, M. et al. (2014). An international road map to improve pain assessment in people with impaired cognition: The development of the Pain Assessment in Impaired Cognition (PAIC) meta-tool. *BMC Neurology, 14*, 229. https://doi.org/10.1186/s12883-014-0229-5

Crombez, G., Van Damme, S. & Eccleston, C. (2005). Hypervigilance to pain: An experimental and clinical analysis. *Pain, 116*, 4–7. https://doi.org/10.1016/j.pain.2005.03.035

Damm, O., Bowles, D. & Greiner, W. (2016). Gesundheitsökonomische Aspekte von Rückenschmerzen. In H.R. Casser, M. Hasenbring, A. Becker & R. Baron (Hrsg.), *Rückenschmerzen und Nackenschmerzen* (S. 617–629). Berlin, Heidelberg: Springer. https://doi.org/10.1007/978-3-642-29775-5_56

de Tommaso, M. & Fernández-de-las-Penas, C. (2016). Tension type headache. *Current Rheumatology Reviews, 12*, 127–139. https://doi.org/10.2174/1573397112666151231113625

DeGood, D.E. & Cook, A.J. (2011). Psychosocial assessment: Comprehensive measures and measures specific to pain beliefs and coping. In D.C. Turk et al. (eds.), *Handbook of pain assessment* (3rd ed., p. 67–97). New York: Guilford Press.

Denecke, H., Klinger, R., Kröner-Herwig, B., Nilges, P., Redegeld, M., Weiß, L. & Glier, B. (1995). Quality assurance in therapy of chronic pain. Results obtained by a taskforce of the German Section of the Association for the Study of Pain on psychological assessment of chronic pain. V. Instruments for the assessment of pain-related cognitions and coping with pain. *Schmerz, 9*, 206–211.

Denison, E., Åsenlöf, P. & Lindberg, P. (2004). Self-efficacy, fear avoidance, and pain intensity as predictors of disability in subacute and chronic musculoskeletal pain patients in primary health care. *Pain, 111*, 245–252. https://doi.org/10.1016/j.pain.2004.07.001

Derbyshire, S.W., Whalley, M.G. & Oakley, D.A. (2009). Fibromyalgia pain and its modulation by hypnotic and non-hypnotic suggestion: An fMRI analysis. *European Journal of Pain, 13*, 542–550. https://doi.org/10.1016/j.ejpain.2008.06.010

Derbyshire, S.W., Whalley, M.G., Stenger, V.A. & Oakley, D.A. (2004). Cerebral activation during hypnotically induced and imagined pain. *Neuroimage, 23*, 392–401. https://doi.org/10.1016/j.neuroimage.2004.04.033

Dhalla, I.A., Persaud, N. & Juurlink, D.N. (2011). Facing up to the prescription opioid crisis. *BMJ: British Medical Journal (Online), 343.*

Diers, M., Christmann, C., Koeppe, C., Ruf, M. & Flor, H. (2010). Mirrored, imagined and executed movements differentially activate sensorimotor cortex in amputees with and without phantom limb pain. *Pain, 149*, 296–304. https://doi.org/10.1016/j.pain.2010.02.020

Diezemann, A. (2011). Entspannungsverfahren bei chronischem Schmerz. *Der Schmerz, 25*, 445. https://doi.org/10.1007/s00482-011-1019-2

Dilling, H., Mombour, W. & Schmidt, M.H. (1991). *Internationale Klassifikation psychischer Störungen: ICD-10*, Kapitel V, WHO (F); klinisch-diagnostische Leitlinien. Bern: Huber.

Dohrenbusch, R. (2009). Symptom- und Beschwerdevalidierung chronifizierter Schmerzen in sozialmedizinischer Begutachtung. *Der Schmerz, 23*, 241–250. https://doi.org/10.1007/s00482-009-0789-2

Dohrenbusch, R. & Pielsticker, A. (2017). Psychologische Begutachtung von Personen mit chronischen Schmerzen. In: B. Kröner-Herwig, J. Frettlöh, R. Klinger & P. Nilges. (Hrsg.), *Schmerzpsychotherapie: Grundlagen – Diagnostik – Krankheitsbilder – Behandlung* (S. 251–273). Heidelberg: Springer-Verlag. https://doi.org/10.1007/978-3-662-50512-0_14

dos Santos Pinheiro, E.S., de Queiros, F.C., Montoya, P., Santos, C.L., do Nascimento, M.A., Ito, C.H. et al. (2016). Electroencephalographic patterns in chronic pain: A systematic review of the literature. *PloS one, 11*, e0149085.

Eccleston, C. (1995). The attentional control of pain: Methodological and theoretical concerns. *Pain, 63*, 3–10. https://doi.org/10.1016/0304-3959(95)00093-8

Eccleston, C. & Crombez, G. (1999). Pain demands attention: A cognitive–affective model of the interruptive function of pain. *Psychological Bulletin, 125*, 356. https://doi.org/10.1037/0033-2909.125.3.356

Egsgaard, L.L., Petrini, L., Christoffersen, G. & Arendt-Nielsen, L. (2011). Cortical responses to the mirror box illusion: A high-resolution EEG study. *Experimental Brain Research, 215*, 345–357. https://doi.org/10.1007/s00221-011-2902-x

Ehde, D.M., Osborne, T.L., Hanley, M.A., Jensen, M.P. & Kraft, G.H. (2006). The scope and nature of pain in persons with multiple sclerosis. *Multiple Sclerosis Journal, 12*, 629–638. https://doi.org/10.1177/1352458506071346

Fillingim, R.B. & Lautenbacher, S. (2004). The Importance of Quantitative Sensory Testing in the Clinical Setting. In S. Lautenbacher & R.B. Fillingim (eds.), *Pathophysiology of pain perception* (pp. 215–227). New York: Springer Science & Business Media.

Flor, H. (1991). *Psychobiologie des Schmerzes: Empirische Untersuchungen zur Psychobiologie, Diagnostik und Therapie chronischer Schmerzsyndrome der Skelettmuskulatur*. Göttingen: Huber.

Flor, H. (2014). Psychological pain interventions and neurophysiology: Implications for a mechanism-based approach. *American Psychologist, 69*, 188–196. https://doi.org/10.1037/a0035254

Flor, H., Behlen, D.J. & Birbaumer, N. (1993). Assessment of pain-related cognitions in chronic pain patients. *Behavioral Research and Therapy, 31*, 63–73. https://doi.org/10.1016/0005-7967(93)90044-U

Flor, H., Birbaumer, N. & Turk, D.C. (1990). The psychobiology of chronic pain. *Advances in Behaviour Research and Therapy, 12*, 47–84. https://doi.org/10.1016/0146-6402(90)90007-D

Flor, H., Denke, C., Schaefer, M. & Grüsser, S. (2001). Effect of sensory discrimination training on cortical reorganisation and phantom limb pain. *The Lancet, 357*, 1763–1764. https://doi.org/10.1016/S0140-6736(00)04890-X

Flor, H. & Hermann, C. (2012). Chronische Schmerzen [Chronic pain]. In G. Meinlschmidt, S. Schneider & J. Margraf (Eds.), Lehrbuch der Verhaltenstherapie. *Materialien für die Psychotherapie*. (Band 4, S. 372–382). Berlin: Springer.

Flor, H., Knost, B. & Birbaumer, N. (2002). The role of operant conditioning in chronic pain: An experimental investigation. *Pain, 95*, 111–118. https://doi.org/10.1016/S0304-3959(01)00385-2

Flor, H., Nikolajsen, L. & Jensen, T.S. (2006). Phantom limb pain: A case of maladaptive CNS plasticity? *Nature Reviews Neuroscience, 7*, 873–881. https://doi.org/10.1038/nrn1991

Flor, H., Rudy, T.E., Birbaumer, N., Streit, B. & Schugens, M.M. (1990). Zur Anwendbarkeit des West Haven-Yale Multidimensional Pain Inventory im deutschen Sprachraum. *Der Schmerz, 4*, 82–87. https://doi.org/10.1007/BF02527839

Flor, H. & Turk, D.C. (2011). *Chronic pain. An integrated biobehavioral approach*. Washington, DC: IASP Press.

Flor, H., Turk, D.C. & Birbaumer, N. (1985). Assessment of stress-related psychophysiological reactions in chronic back pain patients. *Journal of Consulting and Clinical Psychology, 53*, 354–364. https://doi.org/10.1037/0022-006X.53.3.354

Ford, B. (1997). Pain in Parkinson's disease. *Clinical Neuroscience, 5*, 63–72.

Fordyce, W.E. (1976). Behavioral methods for chronic pain and illness. St. Louis: Mosby.

Fritsche, G. (2011). *Medikamenteninduzierter Kopfschmerz*. In: B. Kröner-Herwig, J. Frettlöh, R. Klinger & P. Nilges (Hrsg.), *Schmerzpsychotherapie: Grundlagen – Diagnostik – Krankheitsbilder – Behandlung* (S. 403–418). Heidelberg: Springer.

Gatchel, R.J. & Turk, D.C. (Eds.). (1999). *Psychosocial factors in pain: Critical perspectives*. New York: The Guilford Press.

Geissner, E. (1995). Die Schmerzempfindungsskala SES. Ein differenziertes und veränderungssensitives Verfahren zur Erfassung chronischer und akuter Schmerzen. *Die Rehabilitation, 34*, XXXV-XLIII.

Geissner, E. (2001). *Fragebogen zur Erfassung der Schmerzverarbeitung FESV*. Göttingen: Hogrefe.

Gerbershagen, H. U. & Schmitt, N. (1995). Die Stadienzuordnung chronischer Schmerzen – Das Mainzer-Stadien-Konzept des Schmerzes. *Schmerz, 23*(9), 23–35. https://doi.org/10.1007/978-3-662-09591-1_1

Giehl, J., Meyer-Brandis, G., Kunz, M. & Lautenbacher, S. (2014). Responses to tonic heat pain in the ongoing EEG under conditions of controlled attention. *Somatosensory & Motor Research, 31*, 40–48. https://doi.org/10.3109/08990220.2013.837045

Giraux, P. & Sirigu, A. (2003). Illusory movements of the paralyzed limb restore motor cortex activity. *Neuroimage, 20*, 107–111. https://doi.org/10.1016/j.neuroimage.2003.09.024

Göbel, H. (2001). Epidemiologie und Kosten chronischer Schmerzen. *Schmerz, 15*, 92–98. https://doi.org/10.1007/s004820170031

Goesling, J., Clauw, D. J. & Hassett, A. L. (2013). Pain and depression: An integrative review of neurobiological and psychological factors. *Current Psychiatry Reports, 15*, 421. https://doi.org/10.1007/s11920-013-0421-0

Goodin, B. R. & Bulls, H. W. (2013). Optimism and the experience of pain: Benefits of seeing the glass as half full. *Current Pain and Headache Reports, 17*, 329. https://doi.org/10.1007/s11916-013-0329-8

Goubert, L., Crombez, G. & Van Damme, S. (2004). The role of neuroticism, pain catastrophizing and pain-related fear in vigilance to pain: A structural equations approach. *Pain, 107*, 234–241. https://doi.org/10.1016/j.pain.2003.11.005

Goubert, L., Vlaeyen, J. W., Crombez, G. & Craig, K. D. (2011). Learning about pain from others: An observational learning account. *The Journal of Pain, 12*, 167–174. https://doi.org/10.1016/j.jpain.2010.10.001

Grace, G. M., Nielson, W. R., Hopkins, M. & Berg, M. A. (1999). Concentration and memory deficits in patients with fibromyalgia syndrome. *Journal of Clinical and Experimental Neuropsychology, 21*, 477–487. https://doi.org/10.1076/jcen.21.4.477.876

Grossman, P., Tiefenthaler-Gilmer, U., Raysz, A. & Kesper, U. (2007) Mindfulness training as an intervention for fibromyalgia: Evidence of postintervention and 3-year follow-up benefits in well-being. *Psychotherapy and Psychosomatics, 76*, 226–233. https://doi.org/10.1159/000101501

Häuser, W., Schmutzer, G., Hinz, A., Hilbert, A. & Brähler, E. (2013). Prävalenz chronischer Schmerzen in Deutschland. *Der Schmerz, 27*(1), 46–55. https://doi.org/10.1007/s00482-012-1280-z

Hart, R. P., Martelli, M. F. & Zasler, N. D. (2000). Chronic pain and neuropsychological functioning. *Neuropsychology Review, 10*, 131–149. https://doi.org/10.1023/A:1009020914358

Hart, R. P., Wade, J. B. & Martelli, M. F. (2003). Cognitive impairment in patients with chronic pain: The significance of stress. *Current Pain and Headache Reports, 7*, 116–126. https://doi.org/10.1007/s11916-003-0021-5

Hasenbring, M. (1994). *Kieler Schmerz-Inventar (KSI): Handanweisung*. Bern, Göttingen, Toronto: Huber.

Hautzinger, M., Bailer, M., Hofmeister, D. & Keller, F. (2012). Allgemeine Depressionsskala (ADS). *Psychiatrische Praxis, 39*, 302–304. https://doi.org/10.1055/s-0032-1326702

Hautzinger, M., Keller, F. & Kühner, Chr. (2009). *Beck Depressions-Inventar – Revision (BDI II)*. Frankfurt a. M.: Pearson.

Heinricher, M. M. (2016). Pain Modulation and the Transition from Acute to Chronic Pain. *Advances in Experimental Medicine and Biology, 904*, 105–115. https://doi.org/10.1007/978-94-017-7537-3_8

Higgins, D.M., Martin, A.M., Baker, D.G., Vasterling, J.J. & Risbrough, V. (2018). The Relationship between Chronic Pain and Neurocognitive Function: A Systematic Review. *Clinical Journal of Pain, 34*(3), 262–275. https://doi.org/10.1097/AJP.0000000000000536

Hildebrandt, J., Pfingsten, M., Maier, C., Klinger, R. & Hasenbring, M. (1992). Klassifikation chronischer Schmerzsyndrome. Multiaxiale Schmerzklassifikation MASK. *Anasthesiologie, Intensivmedizin, Notfallmedizin, Schmerztherapie, 27*, 366–373. https://doi.org/10.1055/s-2007-1000315

Houy-Schäfer, S. & Grotemeyer, K.H. (2004). Spannungskopfschmerz. *Der Schmerz, 18*, 104–108. https://doi.org/10.1007/s00482-003-0280-4

Huber, C. & Lautenbacher, S. (2008). Die Bedeutung psychologischer Variablen für den postoperativen Schmerzverlauf. *Anästhetische Intensivmedizin, 49*, 436–454.

Huber, M.T., Bartling, J., Pachur, D.V., Woikowsky-Biedau, S. & Lautenbacher, S. (2006). EEG responses to tonic heat pain. *Experimental Brain Research, 173*, 14–24. https://doi.org/10.1007/s00221-006-0366-1

Husebo, B.S., Achterberg, W.P., Lobbezoo, F., Kunz, M., Lautenbacher, S., Kappesser, J. et al. (2012). Pain in patients with dementia: A review of pain assessment and treatment challenges. *Norsk epidemiologi, 22*, 243–251. https://doi.org/10.5324/nje.v22i2.1572

Husebo, B.S., Ballard, C., Sandvik, R., Nilsen, O.B. & Aarsland, D. (2011). Efficacy of treating pain to reduce behavioural disturbances in residents of nursing homes with dementia: Cluster randomised clinical trial. *Bmj, 343*, d4065. https://doi.org/10.1136/bmj.d4065

Jeffrey, S., McClelland, T., Carus, C. & Graham, C. (2016). Relaxation and chronic pain: A critical review. *International Journal of Therapy and Rehabilitation, 23*, 289–296. https://doi.org/10.12968/ijtr.2016.23.6.289

Jensen, M.P. & Patterson, D.R. (2014). Hypnotic approaches for chronic pain management: Clinical implications of recent research findings. *American Psychologist, 69*, 167. https://doi.org/10.1037/a0035644

Johnson, M. (2003). The vulnerability status of neuroticism: Over-reporting or genuine complaints? *Personality and Individual Differences, 35*, 877–887. https://doi.org/10.1016/S0191-8869(02)00303-3

Jonsson, T., Christrup, L.L., Højsted, J., Villesen, H.H., Albjerg, T.H., Ravn-Nielsen, L.V. & Sjøgren, P. (2011). Symptoms and side effects in chronic non-cancer pain: Patient report vs. systematic assessment. *Acta Anaesthesiologica Scandinavica, 55*, 69–74.

Juang, K.D., Wang, S.J., Fuh, J.L., Lu, S.R. & Su, T.P. (2000). Comorbidity of depressive and anxiety disorders in chronic daily headache and its subtypes. *Headache: The Journal of Head and Face Pain, 40*, 818–823. https://doi.org/10.1111/j.1526-4610.2000.00148.x

Kabat-Zinn, J., Lipworth, L. & Burney, R. (1985). The clinical use of mindfulness meditation for the self-regulation of chronic pain. *Journal of Behavioral Medicine, 8*, 163–190. https://doi.org/10.1007/BF00845519

Kaiser, W. (2009). Neuropsychologische Beeinträchtigungen nach HWS-Beschleunigungsverletzung. In M. Graf, C. Grill & H.D. Wedig (Hrsg.), *Beschleunigungsverletzung der Halswirbelsäule* (S. 310–316). Würzburg: Steinkopff Verlag. https://doi.org/10.1007/978-3-7985-1838-4_41

Keefe, F.J. & Wren, A.A. (2013). Optimism and pain: A positive move forward. *Pain, 154*, 7. https://doi.org/10.1016/j.pain.2012.10.005

Keel, P., Schwarz, H., Brem, P., Operschall, C. (2007). Das Vermeiden der Chronifizierung unspezifischer lumbaler Rückenschmerzen. Hintergründe der Chronifizierung, Handlungsbedarf in den Phasen des Verlaufs. *Swiss Medical Forum, 7*, 514–519. https://doi.org/10.4414/smf.2007.06220

Kerns, R.D., Sellinger, J. & Goodin, B.R. (2011). Psychological treatment of chronic pain. *Annual Review of Clinical Psychology, 7*, 411–434. https://doi.org/10.1146/annurev-clinpsy-090310-120430

Kewman, D.G., Vaishampayan, N., Zald, D. & Han, B. (1991). Cognitive impairment in musculoskeletal pain patients. *The International Journal of Psychiatry in Medicine, 21*(3), 253–262. https://doi.org/10.2190/FRYK-TMGA-AULW-BM5G

Klinger, R. (2015). Patienten mit chronischen Schmerzen: Placebo- und Noceboeffekte kennen und nutzen. *Deutsche Medizinische Wochenschrift, 140*, 1630–1632. https://doi.org/10.1055/s-0041-106988

Klinger, R., Hasenbring, M. & Pfingsten, M. (2016). *Multiaxiale Schmerzklassifikation: Psychosoziale Dimension – MASK-P*. 2. Auflage. Berlin: Springer. https://doi.org/ 10.1007/978-3-662-49474-5

Klit, H., Finnerup, N.B. & Jensen, T.S. (2009). Central post-stroke pain: Clinical characteristics, pathophysiology, and management. *The Lancet Neurology, 8*, 857–868. https://doi.org/10.1016/S1474-4422(09)70176-0

Knost, B., Flor, H., Birbaumer, N. & Schugens, M.M. (1999). Learned maintenance of pain: Muscle tension reduces central nervous system processing of painful stimulation in chronic and subchronic pain patients. *Psychophysiology, 36*, 755–764. https://doi.org/10.1111/1469-8986.3660755

Korri, S.H., Miller, R.P. & Todd, D.D. (1990). Kinesiophobia: A new view of chronic pain behaviour. *Pain Management, 3*, 35–43.

Kröner-Herwig, B., Frettlöh, J., Klinger, R. & Nilges, P. (Hrsg.). (2017). *Schmerzpsychotherapie* (8. Auflage). Berlin, Heidelberg: Springer. https://doi.org/10.1007/978-3-662-50512-0

Kuhajda, M.C., Thorn, B.E., Klinger, M.R. & Rubin, N.J. (2002). The effect of headache pain on attention (encoding) and memory (recognition). *Pain, 97*, 213–221. https://doi.org/10.1016/S0304-3959(01)00488-2

Kuner, R. & Flor, H. (2017). Structural plasticity and reorganisation in chronic pain. *Nature Reviews Neuroscience, 18*, 20–30. https://doi.org/10.1038/nrn.2016.162

Kunz, M., Capito, E.S., Horn-Hofmann, C., Baum, C., Scheel, J., Karmann, A.J. et al. (2017). Psychometric Properties of the German Version of the Pain Vigilance and Awareness Questionnaire (PVAQ) in Pain-Free Samples and Samples with Acute and Chronic Pain. *International Journal of Behavioral Medicine, 24*, 260–271. https://doi.org/10.1007/s12529-016-9585-4

Kunz, M. & Lautenbacher, S. (2015). Wissen Sie, ob Ihr Demenzpatient Schmerzen hat? *MMW – Fortschritte der Medizin, 157*, 72–75. https://doi.org/10.1007/s15006-015-3140-0

Kunz, M., Rainville, P. & Lautenbacher, S. (2011). Operant conditioning of facial displays of pain. *Psychosomatic Medicine, 73*, 422–431. https://doi.org/10.1097/PSY.0b013e318218db3e

Kunz, M., Seuss, D., Hassan, T., Garbas, J.U., Siebers, M., Schmid, U. et al. (2017). Problems of video-based pain detection in patients with dementia: A road map to an interdisciplinary solution. *BMC Geriatrics, 17*, 33. https://doi.org/10.1186/s12877-017-0427-2

Lautenbacher, S., Gibson, S.J. (Eds.). (2017). *Pain in Dementia*. Washington, DC: IASP Press, Wolters Kluwer.

Lautenbacher, S., Peters, J.H., Heesen, M., Scheel, J. & Kunz, M. (2017). Age changes in pain perception: A systematic review and meta-analysis of age effects on pain and tolerance thresholds. *Neuroscience & Biobehavioral Reviews, 75*, 104–113. https://doi.org/10.1016/j.neubiorev.2017.01.039

Lautenbacher, S., Sampson, E.L., Pähl, S. & Kunz, M. (2017). Which Facial Descriptors Do Care Home Nurses Use to Infer Whether a Person with Dementia Is in Pain? *Pain Medicine, 18,* 2105–2115. https://doi.org/10.1093/pm/pnw281

Leeuw, M., Goossens, M.E., Linton, S.J., Crombez, G., Boersma, K. & Vlaeyen, J.W. (2007). The fear-avoidance model of musculoskeletal pain: Current state of scientific evidence. *Journal of Behavioral Medicine, 30,* 77–94. https://doi.org/10.1007/s10865-006-9085-0

Lethem, J., Slade, P.D., Troup, J.D.G. & Bentley, G. (1983). Outline of a fear-avoidance model of exaggerated pain perception—I. *Behaviour Research and Therapy, 21,* 401–408. https://doi.org/10.1016/0005-7967(83)90009-8

MacIver, K., Lloyd, D.M., Kelly, S., Roberts, N. & Nurmikko, T. (2008). Phantom limb pain, cortical reorganization and the therapeutic effect of mental imagery. *Brain, 131,* 2181–2191. https://doi.org/10.1093/brain/awn124

Magerl, W. & Treede, R.D. (2017) Physiologie von Nozizeption und Schmerz. In: B. Kröner-Herwig, J. Frettlöh, R. Klinger & P. Nilges (Hrsg.), *Schmerzpsychotherapie* (8. Auflage, S. 31–72). Heidelberg: Springer. https://doi.org/10.1007/978-3-662-50512-0_3

Main, C.J., Keefe, F.J., Jensen, M.P., Vlaeyen, J.W. & Vowles, K.E. (2014) *Fordyce's behavioral methods for chronic pain and illness: Republished with invited commentaries.* Philadelphia: Wolters Kluwer.

Mangels, M., Schwarz, S., Sohr, G., Holme, M. & Rief, W. (2009). Der Fragebogen zur Erfassung der schmerzspezifischen Selbstwirksamkeit (FESS). Eine Adaptation des Pain Self-Efficacy Questionnaire für den deutschen Sprachraum. *Diagnostica, 55,* 84–93. https://doi.org/10.1026/0012-1924.55.2.84

Margolis, R.B., Tait, R.C. & Krause, S.J. (1986). A rating system for use with patient pain drawings. *Pain, 24*(1), 57–65. https://doi.org/10.1016/0304-3959(86)90026-6

Martelli, M.F., Grayson, R.L. & Zasler, N.D. (1999). Posttraumatic headache: Neuropsychological and psychological effects and treatment implications. *The Journal of Head Trauma Rehabilitation, 14,* 49–69. https://doi.org/10.1097/00001199-199902000-00007

Martelli, M.F., Zasler, N.D., Bender, M.C. & Nicholson, K. (2004). Psychological, neuropsychological, and medical considerations in assessment and management of pain. *The Journal of Head Trauma Rehabilitation, 19,* 10–28. https://doi.org/10.1097/00001199-200401000-00003

May, A. (2011). Structural brain imaging: A window into chronic pain. *The Neuroscientist, 17,* 209–220. https://doi.org/10.1177/1073858410396220

Mazza, S., Frot, M. & Rey, A.E. (2017). A comprehensive literature review of chronic pain and memory. *Progress in Neuro-Psychopharmacology and Biological Psychiatry, 11,* 30257–30259.

McCracken, L.M. (1997). "Attention" to pain in persons with chronic pain: A behavioral approach. *Behavior Therapy, 28,* 271–284. https://doi.org/10.1016/S0005-7894(97)80047-0

McCracken, L.M. & Dhingra, L. (2002). A short version of the Pain Anxiety Symptoms Scale (PASS-20): Preliminary development and validity. *Pain Research and Management, 7,* 45–50. https://doi.org/10.1155/2002/517163

McCracken, L.M., Zayfert, C., Gross, R.T. (1992). The pain anxiety symptoms scale: Development and validation of a scale to measure fear of pain. *Pain, 50,* 67–73. https://doi.org/10.1016/0304-3959(92)90113-P

McCracken, L.M. & Zhao-O'Brien, J. (2010). General psychological acceptance and chronic pain: There is more to accept than the pain itself. *European Journal of Pain, 14,* 170–175. https://doi.org/10.1016/j.ejpain.2009.03.004

Melzack, R. (1975). The McGill Pain Questionnaire: Major properties and scoring methods. *Pain, 1*(3), 277–299. https://doi.org/10.1016/0304-3959(75)90044-5

Melzack, R. & Wall, P.D. (1965). Pain mechanisms: A new theory. *Science, 150*(3699), 971–979. https://doi.org/10.1126/science.150.3699.971

Merskey, H. & Bogduk, N. (1994). *Classification of chronic pain, IASP Task Force on Taxonomy*. Seattle, WA: International Association for the Study of Pain Press.

Meyer, K., Sprott, H. & Mannion, A.F. (2008). Cross-cultural adaptation, reliability, and validity of the German version of the Pain Catastrophizing Scale. *Journal of psychosomatic research, 64*, 469–478. https://doi.org/10.1016/j.jpsychores.2007.12.004

Moore, D.J., Keogh, E. & Eccleston, C. (2013). Headache impairs attentional performance. *Pain, 154*, 1840–1845. https://doi.org/10.1016/j.pain.2013.06.006

Nampiaparampil, D.E. (2008). Prevalence of chronic pain after traumatic brain injury: A systematic review. *Jama, 300*, 711–719. https://doi.org/10.1001/jama.300.6.711

Nurmikko, T.J., Gupta, S. & Maclver, K. (2010). Multiple sclerosis-related central pain disorders. *Current Pain and Headache Reports, 14*, 189–195. https://doi.org/10.1007/s11916-010-0108-8

Nusbaum, F., Redouté, J., Le Bars, D., Volckmann, P., Simon, F., Hannoun, S. et al. (2010). Chronic low-back pain modulation is enhanced by hypnotic analgesic suggestion by recruiting an emotional network: A PET imaging study. *International Journal of Clinical and Experimental Hypnosis, 59*, 27–44. https://doi.org/10.1080/00207144.2011.522874

O'Connor, A.B., Schwid, S.R., Herrmann, D.N., Markman, J.D. & Dworkin, R.H. (2008). Pain associated with multiple sclerosis: Systematic review and proposed classification. *Pain, 137*, 96–111. https://doi.org/10.1016/j.pain.2007.08.024

Ortiz-Catalan, M., Guðmundsdóttir, R.A., Kristoffersen, M.B., Zepeda-Echavarria, A., Caine-Winterberger, K., Kulbacka-Ortiz, K. et al. (2016). Phantom motor execution facilitated by machine learning and augmented reality as treatment for phantom limb pain: A single group, clinical trial in patients with chronic intractable phantom limb pain. *Lancet, 388*(10062), 2885–2894. https://doi.org/10.1016/S0140-6736(16)31598-7

Paine, P., Kishor, J., Worthen, S.F., Gregory, L.J. & Aziz, Q. (2009). Exploring relationships for visceral and somatic pain with autonomic control and personality. *Pain, 144*, 236–244. https://doi.org/10.1016/j.pain.2009.02.022

Paolucci, S., Iosa, M., Toni, D., Barbanti, P., Bovi, P., Cavallini, A. et al. (2015). Prevalence and Time Course of Post-Stroke Pain: A Multicenter Prospective Hospital-Based Study, *Pain Medicine, 17*(5), 924–930. pnv019. https://doi.org/10.1093/pm/pnv019

Park, D.C., Glass, J.M., Minear, M. & Crofford, L.J. (2001). Cognitive function in fibromyalgia patients. *Arthritis & Rheumatism, 44*, 2125–2133. https://doi.org/10.1002/1529-0131(200109)44:9<2125::AID-ART365>3.0.CO;2-1

Pautex, S., Lautenbacher, S. (2017). Methods of Assessing Pain and Associated Conditions in Dementia: Self-report Pain Scales. In: S. Lautenbacher & S.J. Gibson (Eds.), *Pain in Dementia* (pp. 119–131). Washington, DC: IASP Press, Wolters Kluwer.

Pfingsten, M., Kröner-Herwig, B., Leibing, E. & Kronshage, U. (2000). Validation of the German version of the fear-avoidance beliefs questionnaire (FABQ). *European Journal of Pain, 4*, 259–266. https://doi.org/10.1053/eujp.2000.0178

Priebe, J.A., Rieckmann, P. & Lautenbacher, S. (2012). Zentrale Schmerzverarbeitung bei Morbus Parkinson. *Der Schmerz, 26*, 647–654. https://doi.org/10.1007/s00482-012-1222-9

Quartana, P.J., Campbell, C.M. & Edwards, R.R. (2009). Pain catastrophizing: A critical review. *Expert Review of Neurotherapeutics, 9*, 745–758. https://doi.org/10.1586/ern.09.34

Raffin, E., Giraux, P. & Reilly, K.T. (2012). The moving phantom: Motor execution or motor imagery? *Cortex, 48*, 746–757. https://doi.org/10.1016/j.cortex.2011.02.003

Rainville, P., Carrier, B., Hofbauer, R.K., Bushnell, M.C. & Duncan, G.H. (1999). Dissociation of sensory and affective dimensions of pain using hypnotic modulation. *Pain, 82*, 159–171. https://doi.org/10.1016/S0304-3959(99)00048-2

Rainville, P., Duncan, G.H., Price, D.D., Carrier, B. & Bushnell, M.C. (1997). Pain affect encoded in human anterior cingulate but not somatosensory cortex. *Science, 277*, 968–971. https://doi.org/10.1126/science.277.5328.968

Raja, S.N., Carr, D.B., Cohen, M., Finnerup, N.B., Flor, H., Gibson, S., ... & Vader, K. (im Druck). The revised International Association for the Study of Pain definition of pain: Concepts, challenges, and compromises. *Pain.* https://doi.org/10.1097/j.pain.0000000000001939

Ramachandran, V.S., Rogers-Ramachandran, D. & Cobb, S. (1995). Touching the phantom limb. *Nature, 377*, 489. https://doi.org/10.1038/377489a0

Raspe, H. (2012). Rückenschmerzen (Robert Koch-Institut, Hrsg., *Gesundheitsberichterstattung des Bundes, Heft 53*). Berlin: Robert Koch-Institut. https://www.rki.de/DE/Content/Gesundheitsmonitoring/Gesundheitsberichterstattung/GBEDownloadsT/rueckenschmerzen.pdf

Rief, W., Birbaumer, N. (2006). *Biofeedback: Grundlagen, Indikationen, Kommunikation, praktisches Vorgehen in der Therapie; mit 53 Tabellen.* Stuttgart: Schattauer.

Rief, W., Treede, R.-D., Schweiger, U., Henningsen, P., Rüddel, H. & Nilges, P. (2009). Neue Schmerzdiagnose in der deutschen ICD-10-Version. *Nervenarzt, 80*, 340–342. https://doi.org/10.1007/s00115-008-2604-1

Rusu, A.C., Kreddig, N., Hallner, D., Hülsebusch, J. & Hasenbring, M.I. (2014). Fear of movement/(Re) injury in low back pain: Confirmatory validation of a German version of the Tampa Scale for Kinesiophobia. *BMC Musculoskeletal Disorders, 15*, 280. https://doi.org/10.1186/1471-2474-15-280

Schiltenwolf, M., Akbar, M., Hug, A., Pfuller, U., Gantz, S., Neubauer, E. et al. (2014). Evidence of specific cognitive deficits in patients with chronic low back pain under long-term substitution treatment of opioids. *Pain Physician, 17*, 9–20.

Schmand, B., Lindeboom, J., Schagen, S., Heijt, R., Koene, T. & Hamburger, H.L. (1998). Cognitive complaints in patients after whiplash injury: The impact of malingering. *Journal of Neurology, Neurosurgery & Psychiatry, 64*, 339–343. https://doi.org/10.1136/jnnp.64.3.339

Schmidt, R.F., Lang, F. & Heckmann, M. (2011). *Physiologie des Menschen* (31. Auflage.) Heidelberg: Springer. https://doi.org/10.1007/978-3-642-01651-6

Schmidt-Wilcke, T. (2015). Neuroimaging of chronic pain. *Best Practice & Research Clinical Rheumatology, 29*, 29–41. https://doi.org/10.1016/j.berh.2015.04.030

Schmidt-Wilcke, T., Wood, P. & Lürding, R. (2010). Cognitive impairment in patients suffering from fibromyalgia. An underestimated problem. *Schmerz, 24*, 46–53.

Schneider, C., Palomba, D. & Flor, H. (2004). Pavlovian conditioning of muscular responses in chronic pain patients: Central and peripheral correlates. *Pain, 112*(3), 239–247. https://doi.org/10.1016/j.pain.2004.08.025

Schubert, I., Ihle, P. & Sabatowski, R. (2013). Zunahme der Opioidverordnungen in Deutschland zwischen 2000 und 2010. *Deutsches Ärzteblatt, 110*, 45–51.

Schulz, E., May, E.S., Postorino, M., Tiemann, L., Nickel, M.M., Witkovsky, V. et al. (2015). Prefrontal gamma oscillations encode tonic pain in humans. *Cerebral Cortex*, bhv043. https://doi.org/10.1093/cercor/bhv043

Schürks, M. & Diener, H.C. (2008). Pathophysiologie der Migräne im klinischen Kontext. *Der Schmerz, 22*, 523. https://doi.org/10.1007/s00482-008-0693-1

Schwartz, D.P., Barth, J.T., Dane, J.R., Drenan, S.E., DeGood, D.E. & Rowlingson, J.C. (1987). Cognitive Deficits in Chronic Pain Patients with and without History of Head/Neck Injury: Development of a Brief Screening Battery. *The Clinical Journal of Pain, 3*, 94–101. https://doi.org/10.1097/00002508-198703020-00004

Seng, E.K. & Klepper, J.E. (2017). Development of the Cogniphobia Scale for Headache Disorders (CS-HD): A pilot study. *Psychological assessment, 29*(10), 1296. https://doi.org/10.1037/pas0000432

Sielski, R., Rief, W. & Glombiewski, J.A. (2017). Efficacy of biofeedback in chronic back pain: A meta-analysis. *International Journal of Behavioral Medicine, 24*, 25–41. https://doi.org/10.1007/s12529-016-9572-9

Simon, G.E., Von Korff, M., Piccinelli, M., Fullerton, C. & Ormel, J. (1999). An international study of the relation between somatic symptoms and depression. *New England Journal of Medicine, 1999*, 1329–1335. https://doi.org/10.1056/NEJM199910283411801

Sletvold, H., Stiles, T.C. & Landrø, N.I. (1995). Information processing in primary fibromyalgia, major depression and healthy controls. *The Journal of Rheumatology, 22*, 137–142.

Smallwood, R.F., Laird, A.R., Ramage, A.E., Parkinson, A.L., Lewis, J., Clauw, D.J. et al. (2013). Structural brain anomalies and chronic pain: A quantitative meta-analysis of gray matter volume. *The Journal of Pain, 14*, 663–675. https://doi.org/10.1016/j.jpain.2013.03.001

Sternbach, R.A. (1986). Survey of pain in the United States: The Nuprin pain report. *The Clinical Journal of Pain, 2*, 49–53. https://doi.org/10.1097/00002508-198602010-00008

Straube, A., Aicher, B., Förderreuther, S., Eggert, T., Köppel, J., Möller, S. et al. (2013). Period prevalence of self-reported headache in the general population in Germany from 1995–2005 and 2009: Results from annual nationwide population-based cross-sectional surveys. *The Journal of Headache and Pain, 14*, 11. https://doi.org/10.1186/1129-2377-14-11

Straube, A. & Gaul, C. (2015). Kopfschmerz. *Der Schmerz, 29*, 510–515. https://doi.org/10.1007/s00482-015-0040-2

Sturgeon, J.A., Dixon, E.A., Darnall, B.D. & Mackey, S.C. (2015). Contributions of physical function and satisfaction with social roles to emotional distress in chronic pain: A Collaborative Health Outcomes Information Registry (CHOIR) Study. *Pain, 156*, 2627–2633. https://doi.org/10.1097/j.pain.0000000000000313

Suhr, J.A. & Seng, E.K. (2012). Neuropsychological functioning in migraine: Clinical and research implications. *Cephalalgia, 32*, 39–54. https://doi.org/10.1177/0333102411430265

Suhr, J.A. & Spickard, B. (2012). Pain-related fear is associated with cognitive task avoidance: Exploration of the cogniphobia construct in a recurrent headache sample. *The Clinical Neuropsychologist, 26*, 1128–1141. https://doi.org/10.1080/13854046.2012.713121

Sullivan, M.J.L., Thorn, B., Haythornthwaite, J.A., Keefe, F., Martin, M., Bradley, L.A. & Lefebvre, J.C. (2001). Theoretical perspectives on the relation between catastrophizing and pain. *The Clinical Journal of Pain, 17*, 52–64. https://doi.org/10.1097/00002508-200103000-00008

Sullivan, M.J.L. (2009). *The Pain Catastrophizing Scale: User manual*. Montreal: McGill University.

Tanasescu, R., Cottam, W.J., Condon, L., Tench, C.R. & Auer, D.P. (2016). Functional reorganisation in chronic pain and neural correlates of pain sensitisation: A coordinate based meta-analysis of 266 cutaneous pain fMRI studies. *Neuroscience & Biobehavioral Reviews, 68*, 120–133. https://doi.org/10.1016/j.neubiorev.2016.04.001

Thieme, K., Gromnica-Ihle, E. & Flor, H. (2003). Operant behavioral treatment of fibromyalgia: A controlled study. *Arthritis Care & Research, 49*, 314–320. https://doi.org/10.1002/art.11124

Turk, D.C., Meichenbaum, D. & Genest, M. (1983). *Pain and behavioral medicine: A cognitive-behavioral perspective*. New York, NY: Guilford Press.

Turk, D.C. & Rudy, T.E. (1988). Toward an empirically derived taxonomy of chronic pain patients: Integration of psychological assessment data. *Journal of Consulting and Clinical Psychology, 56*(2), 233–238. https://doi.org/10.1037//0022-006x.56.2.233

Van Der Leeuw, G., Eggermont, L.H., Shi, L., Milberg, W.P., Gross, A.L., Hausdorff, J.M. et al. (2015). Pain and cognitive function among older adults living in the community. *Journals of Gerontology Series A: Biomedical Sciences and Medical Sciences, 71*(3), 398–405. https://doi.org/10.1093/gerona/glv166

Veehof, M.M., Trompetter, H.R., Bohlmeijer, E.T. & Schreurs, K.M.G. (2016). Acceptance- and mindfulness-based interventions for the treatment of chronic pain: A meta-analytic review. *Cognitive Behaviour Therapy, 45*, 5–31. https://doi.org/10.1080/16506073.2015.1098724

Vernon-Wilkinson, R. & Tuokko, H. (1993). The influence of pain symptoms on neuropsychological test scores. *Archives of Clinical Neuropsychology, 9,* 2.

Villanueva, M.R., Smith, T.L., Erickson, J.S., Lee, A.C. & Singer, C.M. (2003). Pain assessment for the dementing elderly (PADE): Reliability and validity of a new measure. *Journal of the American Medical Directors Association, 4*, 1–8. https://doi.org/10.1097/01.JAM.0000043419.51772.A3

Vlaeyen, J.W., de Jong, J., Geilen, M., Heuts, P.H. & van Breukelen, G. (2001). Graded exposure in vivo in the treatment of pain-related fear: A replicated single-case experimental design in four patients with chronic low back pain. *Behaviour research and therapy, 39*(2), 151–166. https://doi.org/10.1016/s0005-7967(99)00174-6

Vlaeyen, J.W. & Linton, S.J. (2000). Fear-avoidance and its consequences in chronic musculoskeletal pain: A state of the art. *Pain, 85*, 317–332. https://doi.org/10.1016/S0304-3959(99)00242-0

Vlaeyen, J.W. & Linton, S.J. (2012). Fear-avoidance model of chronic musculoskeletal pain: 12 years on. *Pain, 153*, 1144–1147. https://doi.org/10.1016/j.pain.2011.12.009

Von Korff, M., Ormel, J., Keefe, F.J. & Dworkin, S.F. (1992). Grading the severity of chronic pain. *Pain, 50*, 133–149. https://doi.org/10.1016/0304-3959(92)90154-4

Walitt, B., Ceko, M.L., Gracely, J.L. & Gracely, R.H. (2016). Neuroimaging of central sensitivity syndromes: Key insights from the scientific literature. *Current Rheumatology Reviews, 12*, 55–87. https://doi.org/10.2174/1573397112666151231111104

Walter, B., Hampe, D., Wild, J. & Vaitl, D. (2002). Die Erfassung der Angst vor Schmerzen: Eine modifizierte deutsche Version der Pain Anxiety Symptoms Scale (PASS-D). *Der Schmerz, 15*, 83.

Weiner, D.K., Rudy, T.E., Morrow, L., Slaboda, J. & Lieber, S. (2006). The Relationship Between Pain, Neuropsychological Performance, and Physical Function in Community-Dwelling Older Adults with Chronic Low Back Pain. *Pain Medicine, 7*, 60–70. https://doi.org/10.1111/j.1526-4637.2006.00091.x

Williams, A.C.D.C., Eccleston, C. & Morley, S. (2012). Psychological therapies for the management of chronic pain (excluding headache) in adults. *Cochrane Database of Systematic Review, 11*, epub. https://doi.org/10.1002/14651858.CD007407.pub3

Wolfe, F., Clauw, D.J., Fitzcharles, M.A., Goldenberg, D.L., Häuser, W., Katz, R.S. et al. (2011). Fibromyalgia criteria and severity scales for clinical and epidemiological studies: A modification of the ACR Preliminary Diagnostic Criteria for Fibromyalgia. *The Journal of Rheumatology, 38*, 1113–1122. https://doi.org/10.3899/jrheum.100594

Wolff, R., Clar, C., Lerch, C. & Kleijnen, J. (2011). Epidemiologie von nicht tumorbedingten chronischen Schmerzen in Deutschland. *Der Schmerz, 25*, 26–44. https://doi.org/10.1007/s00482-010-1011-2

Wolter, D.K. (2017). Schmerzen und Schmerzmittelabhängigkeit im Alter. *Suchttherapie, 18*, 10–11.

Zimmermann, M. (2000). Epidemiologie des Schmerzes. *Der Schmerz, 14*, 67–68. https://doi.org/10.1007/s004820050223

Zwakhalen, S., Herr, K.A. & Swafford, K. (2017). Observational Pain Tools. In: S. Lautenbacher & S.J. Gibson (eds.). *Pain in Dementia* (pp. 119–132). Washington, DC: IASP Press, Wolters Kluwer.

11 Anhang

11.1 Schmerzinterview[2]

1. Therapeut/in: ______
2. Datum: ______
3. Name: ______
4. Alter: ______
5. Geschlecht: ______
6. Überweisender Arzt/Ärztin: ______

Schmerzbeschreibung

7. Ort der Schmerzen: Bitten Sie den Patienten, den Schmerz mit eigenen Worten zu beschreiben. Malen Sie bitte in den nachfolgenden Körperschemata ein, wo der Patient überall Schmerzen hat. Bitte kennzeichnen Sie das ganze Schmerzgebiet (durch Schraffierung mit Bleistift oder Kugelschreiber bzw. durch Malen mit Farbstiften oder Textmarkern etc.). 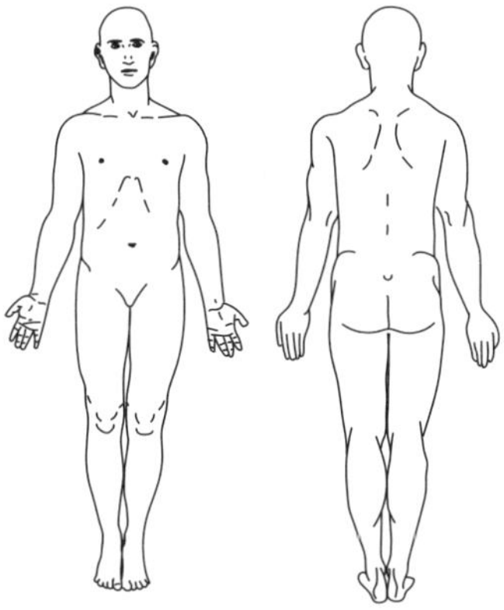
8. Lateralisierung: ______
9. Erstes Auftreten: ______
10. Dauer: ______
11. Anlass der Schmerzen: ______
12. Diagnose (evtl. vom Arzt erfragen): ______
13. Schmerzen beschreiben lassen (Adjektive): ______

______

2 modifiziert nach Flor, H. (1991)

14. Zeitliche Charakteristik: ___

15. Schmerzdauer (pro Tag im Durchschnitt): ___

16. Schmerzhäufigkeit: ___

17. Ausbreitung der Schmerzen? ___

18. Was halten Sie für die Ursache der Schmerzen? ___

___

19. Was haben Sie gegen die Schmerzen unternommen? (bitte genau beschreiben)

Jahr	Art der Behandlung	Dauer	Erfolg (kurz- und langfristig)

20. Wie oft haben Sie im letzten Jahr wegen Ihrer Schmerzen einen Arzt aufgesucht? ___

21. Wie oft in den letzten 3 Monaten? ___

22. Wo haben Sie jetzt Schmerzen? ___

23. Was beeinflusst Ihre Schmerzen? Was macht sie besser oder schlimmer (bitte ankreuzen)

	sicher besser	wahrscheinlich besser	unklar	wahrscheinlich schlimmer	sicher schlimmer
Wetter					
Kälte					
Tageszeit					
wahrgenommenes Aktivitätsniveau					

	sicher besser	wahr-scheinlich besser	unklar	wahr-scheinlich schlimmer	sicher schlimmer
Stimmung					
Gesellschaft					
Belastungen (Familie, Arbeitsplatz)					
Bewegungen (Kiefer bzw. Rücken)					
Sonstiges					

24. Was tun Sie selbst gegen Ihre Schmerzen? (einzeln beschreiben, lang- und kurzfristiger Erfolg)

____

____

25. Gibt es Warnsignale für Ihre Schmerzen? Wenn ja, welche?

____

____

26. Leidet ein anderes Familienmitglied auch unter Schmerzproblemen? (wer, wie lang, Schmerztyp)

____

____

27. Welche Medikamente nehmen Sie jetzt gegen Ihre Schmerzen?

Name	Menge	Effekt

28. Welche Medikamente haben Sie früher gegen Ihre Schmerzen eingenommen?

Name	Menge	Effekt

Allgemeines Befinden

29. Depressive Erscheinung (Therapeuten-Beurteilung)

____

____

30. Wie hat der Schmerz Ihre Stimmung beeinflusst?

____

____

31. Leiden Sie an Schlaflosigkeit? Welcher Art? Wegen der oder unabhängig von den Schmerzen?

____

____

32. Haben Sie sonstige körperliche Beschwerden, die mit den Schmerzen in Zusammenhang stehen?

____

____

Familie – Freunde – Freizeit

33. Wie hat der Schmerz Ihre Partnerschaft beeinflusst?

    1. Lag der Schmerzbeginn vor/nach dem Beziehungsbeginn?

____

2. Wie ist die Zufriedenheit mit Ihrer Partnerschaft?

____

3. Gab es Beziehungsprobleme vor dem Schmerzbeginn?

____

4. Hat sich der Schmerz auf die Beziehung ausgewirkt?
   a) Beziehung hat sich verbessert
   b) Beziehung hat sich verschlechtert

34. Wie hat der Schmerz das Familienleben beeinflusst?

1. Wie hat der Schmerz die Beziehung zueinander beeinflusst?

____

2. Auswirkung auf Kinder?

____

3. Zufriedenheit mit Familienleben?

____

4. Gab es familiäre Probleme vor dem Schmerzbeginn?

____

5. Hat Schmerz diese verstärkt?

____

6. Hat Schmerz diese vermindert?

____

35. Finden Sie Verständnis oder Hilfe für Ihr Schmerzproblem?

1. beim Partner?
2. bei Ihren Eltern?
3. bei Ihrem(n) Kind(ern)

36. Gibt es Bedingungen in der Partnerschaft/Familie, die sich auf Entstehung oder Aufrechterhaltung der Schmerzen auswirken? – (beschreiben)

____

____

____

37. Hat sich der Schmerz auf sexuelle Beziehungen ausgewirkt?

1. Frequenz? ______________________________

2. Interesse am Sex? ______________________________

3. Befriedigung? ______________________________

38. Wie hat sich Schmerz auf soziale Beziehungen ausgewirkt? Haben soziale Beziehungen abgenommen?

1. Frequenz? ______________________________

2. Interesse? ______________________________

3. Zufriedenheit? ______________________________

39. In welchem Maße gab es vor Schmerzbeginn soziale Beziehungen?

____

40. Hat sich der Schmerz auf Ihre Freizeit ausgewirkt?

1. Art der Aktivität? ______________________________

2. Frequenz? ______________________________

3. Interesse? ______________________________

4. Sind andere Aktivitäten an die Stelle der alten getreten? ______________

5. Zufriedenheit? ______________________________

41. Wie sieht ein typischer Tagesablauf aus?

(1) Wochentags? ______________________________

____

(2) Wochenende? ______________________________

____

Arbeitsleben

42. Sind Sie berufstätig? Wie viele Stunden/Woche? ______________

43. Besteht Invalidität? %? ______________________________

44. Hat es finanzielle Einbußen gegeben wegen der Schmerzprobleme?

____

____

45. Falls Sie nicht berufstätig sind, wie viele Stunden am Tag sind Sie aktiv?

____

____

46. Wie viele Stunden sind Sie außerhalb Ihrer Berufszeit aktiv? ____________
(durchschnittliche tägliche Stundenzahl pro Woche)

47. Wie hat sich das Schmerzproblem aufs Arbeitsleben ausgewirkt?

____

____

48. Wie verhalten sich Chef und Arbeitskollegen?

____

____

49. Gibt es Bedingungen am Arbeitsplatz, die zur Schmerzentstehung oder -aufrechterhaltung beitragen können? (beschreiben)

____

____

50. Wie (1) zufrieden sind Sie mit der Arbeit? ____________________

(2) interessiert sind Sie daran, zu arbeiten? ____________________

51. Erleben Sie Ihre Arbeit im Hinblick auf den Schmerz eher als

1. Belastung oder
2. mehr als Ablenkung?

52. Geschichte bisheriger psychologischer/psychiatrischer Behandlung:

Wann? ______________________________________

Wo? ____

Warum? _____________________________________

Effektivität? __________________________________

53. Alkohol- oder Medikamentenabhängigkeit:

Wann (von ... bis)? ____________________________

Kontinuierlich/sporadisch? _______________________

Als Hilfe gegen den Schmerz? _____________________

54. a) Beginn der ersten Schmerzperiode: ____________________

b) Beginn dieser Episode: ____________________

55. Läuft derzeit ein Berentungsverfahren? ____________________

56. a) Fehlzeiten in Tagen im letzten Jahr: ____________________

b) Fehlzeiten in Tagen in den letzten drei Monaten: ____________________

Schmerzbezogene Lerngeschichte

57. Bitte nennen Sie alle schmerzhaften oder krankheitsbedingten und medizinischen Probleme, die Ihnen im Laufe ihres Lebens passiert sind.

____

____

58. Wie haben Familienmitglieder auf diese Krankheiten reagiert?

a) eher besorgt

b) eher unnachsichtig

c) ignorant

59. Wie reagierten Ihre Eltern auf die Krankheiten in Ihrer Kindheit?

____

____

60. Haben Ihre Eltern oder Geschwister Probleme mit Schmerz?

____

____

61. Haben Ihre Freunde Probleme mit Schmerz?

____

____

62. Welche Erwartungen haben sie in Bezug auf diese Therapie? Was wäre Ihrer Meinung nach hilfreich? Was, meinen Sie, ist die Ursache Ihrer Schmerzen und wie könnte man diese behandeln?

____

____

Ggf.: Spontane Behandlungsempfehlung aufgrund der Aussagen in diesem Interview:

Schulung	0
Operante Behandlungsgruppe	0
Kognitiv-behaviorale Gruppe	0
Biofeedback/Entspannung	0
Medizinische Behandlung	0

11.2 Strukturiertes Schmerzinterview für geriatrische Patienten

DGSS-Arbeitskreis „Alter und Schmerz“

Heinz-Dieter Basler, Hans-Raimund Casser, Hans Ulrich Gerbershagen, Norbert Grießinger, Ulrich Hankemeier, Sabine Hesselbarth, Stefan Lautenbacher, Thorsten Nikolaus, Carsten Schröter und Leonore Weiß

1. Wo haben Sie zur Zeit Schmerzen? Umfahren Sie bitte mit einem Zeigefinger das Gebiet, das Ihnen am meisten weh tut!
   (Interviewer: Bitte malen Sie das Schmerzgebiet in den Körperschemata aus.)

2. Gibt es auch noch andere Stellen, an denen Sie Schmerzen haben? Bitte umfahren Sie mit dem Zeigefinger auch diese Gebiete!
   (Interviewer: Bitte schraffieren Sie diese Schmerzgebiete in den Körperschemata.)

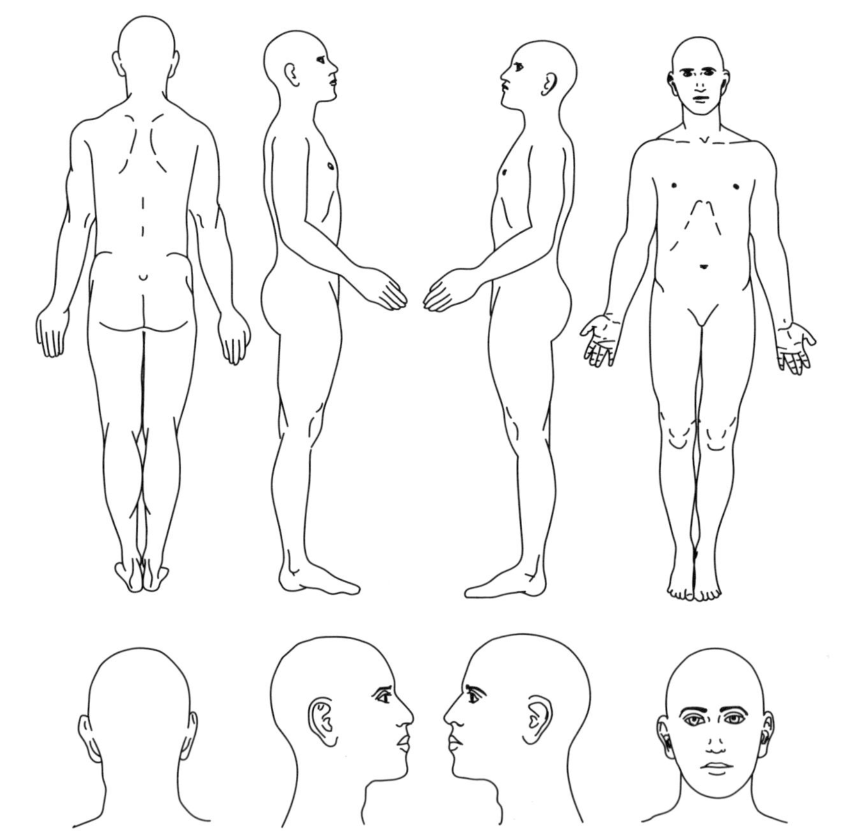

3. Bitte geben Sie mir an, ob Sie in den folgenden Körperteilen Schmerzen haben oder nicht. Haben Sie Schmerzen in ....?
   (Interviewer: Fragen Sie nun alle unten aufgeführten Bereiche langsam nacheinander ab und kreuzen Sie jeweils an, ob dort Schmerzen auftreten oder nicht.)
   Mund/Zähne/durch Zahnprothese: ja – nein
   Kopf/Gesicht: ja – nein
   Hals/Nacken: ja – nein
   Schulter/Arm/Hand: ja – nein
   Brustkorb: ja – nein
   Obere Rückenhälfte: ja – nein
   Bauchbereich: ja – nein
   Untere Rückenhälfte (Kreuz)/Gesäß: ja – nein
   Hüfte/Bein/Fuß: ja – nein
   Beckenbereich: ja – nein
   Geschlechtsorgane/After: ja – nein
   Mehrere Gelenke: ja – nein
   Gesamter Körper: ja – nein
   Andere besondere Gebiete ________________________________

4. Fühlen Sie den Schmerz, der Ihnen am meisten weh tut,
   ☐ an der Oberfläche (Haut) ☐ in der Tiefe?

5. Wie stark war Ihr Schmerz in den letzten sieben Tagen dort, wo es Ihnen am meisten weh tut? Wählen Sie einen der folgenden Begriffe:
   (Interviewer: Liste A mit Antwortalternativen vorlegen. Dann fragen: War der Schmerz in den letzten 7 Tagen gar nicht da, war er leicht, mäßig, stark, sehr stark oder unerträglich stark?)
   ☐ kein Schmerz ☐ starker Schmerz
   ☐ leichter Schmerz ☐ sehr starker Schmerz
   ☐ mäßiger Schmerz ☐ unerträglich starker Schmerz

6. Seit wann haben Sie die Schmerzen, die Ihnen am meisten weh tun?
   ☐ seit Tagen ☐ seit Monaten
   ☐ seit Wochen ☐ seit Jahren

7. Wie treten Ihre Schmerzen auf? Sind sie dauernd vorhanden oder anfallsweise?
   ☐ Die Schmerzen treten nur anfallsweise auf, dazwischen bin ich schmerzfrei.
   ☐ Meine Schmerzen sind dauernd vorhanden.
   ☐ Meine Schmerzen sind dauernd vorhanden, aber zusätzlich treten Schmerzanfälle auf.

8. Lassen Sie uns jetzt zu Ihren Schmerzen zurückkommen. Was verstärkt und was lindert Ihre Schmerzen? Werden Ihre Schmerzen durch Gehen weniger stark oder werden sie stärker oder hat das keinen Einfluss auf die Schmerzen?
(Interviewer: Bitte die unten angegebenen Items mit der oben beschriebenen Formulierung ansprechen und die Antwort ankreuzen)

Verstärkung	Linderung	kein Einfluss	
1	2	3	Gehen/Stehen
1	2	3	Sitzen
1	2	3	Liegen
1	2	3	ruhig halten/schonen
1	2	3	Kälteanwendungen
1	2	3	Wärmeanwendungen
1	2	3	Stress/Ärger/Aufregung
1	2	3	Freude, angenehme Tätigkeiten

9. Wie oft wurden Sie in den letzten sieben Tagen von Ihren Schmerzen gequält?

☐ nie
☐ selten
☐ manchmal
☐ häufig
☐ sehr oft
☐ immer

10. Können Sie ...

	ja	Nein, wegen der Schmerzen	Nein, aus anderen Gründen
sich selbst anziehen?	*1*	*2*	*3*
mindestens eine Treppe steigen?	*1*	*2*	*3*
selbst einkaufen gehen?	*1*	*2*	*3*
gemeinsam mit anderen etwas unternehmen?	*1*	*2*	*3*

11. Wie viele Stunden liegen Sie am Tag in der Zeit zwischen 7.00 Uhr und 22.00 Uhr? ________ Stunden
(Interviewer: Berücksichtigen Sie auch Zeiten, in denen im Liegen, z. B. in einem Liegesessel, ferngesehen oder einer anderen Beschäftigung nachgegangen wird.)

12. Fühlen Sie sich oft traurig und niedergeschlagen?
☐ ja ☐ nein

13. Können Sie selbst etwas tun, um Ihre Schmerzen zu verringern?
☐ ja ☐ nein
Falls ja: Bitte Nennung hier eintragen: ______________________________

14. Wie viel Hoffnung haben Sie, dass Ihre Schmerzen in Zukunft besser werden?
☐ große Hoffnung, dass sie besser werden
☐ geringe Hoffnung, dass sie besser werden
☐ gar keine Hoffnung, dass sie besser werden
Angaben zum Patienten/zur Patientin (vom Interviewer auszufüllen)

15. Geschlecht: ☐ männlich ☐ weiblich

16. Alter in Jahren: ________

17. Letzter Schulabschluss

☐ Universitätsabschluss	☐ Realschulabschluss, mittlere Reife
☐ Fachhochschulabschluss	☐ Haupt-, bzw. Volksschulabschluss
☐ Abitur	☐ keinen der aufgeführten Abschlüsse

18. Familienstand: ☐ ledig ☐ verh. ☐ verw. ☐ gesch.
Interviewer: Bitte tragen Sie ein, wie lange das Interview gedauert hat.

Dauer des Interviews: ________ Minuten

11.3 Schmerzerfassung bei kognitiv beeinträchtigten Patienten (PAIC-15)

Name des Patienten: Datum:

Pain Assessment in Impaired Cognition (PAIC 15)		**Überhaupt nicht**	**Geringfügig**	**Mäßig**	**Stark**	**Nicht bewertbar**
Verhalten	**Erklärungen**					
GESICHTSAUSDRUCK						
Zusammenziehen der Augenbrauen	Die Augenbrauen werden gesenkt und zusammengezogen	0	1	2	3	x
Zusammenkneifen der Augen	Verengung der Augenöffnung mit Anspannung um die Augen herum (Augen müssen nicht geschlossen sein)	0	1	2	3	x
Hochziehen der Oberlippe	Oberlippe ist angehoben (bis hin zum Naserümpfen)	0	1	2	3	x
Öffnen des Mundes	Die Lippen sind geöffnet, abgesenkter Unterkiefer	0	1	2	3	x
Angespannt aussehen	Mimischer Ausdruck von Belastung oder Sorge	0	1	2	3	x
KÖRPERBEWEGUNGEN						
Erstarren	Versteifen, Vermeidung von Bewegung, Luft anhalten	0	1	2	3	x
Schutzhaltung einnehmen/schützende Bewegungen machen	Die betroffene Stelle schützen, den Körperteil halten, Berührung vermeiden, sich weg bewegen	0	1	2	3	x
Pflegemaßnahmen abwehren	Sich gegen Bewegtwerden oder Pflege wehren, nicht kooperativ sein	0	1	2	3	x
Reiben	Reiben oder massieren der betroffenen Körperstelle	0	1	2	3	x
Unruhe	Zappeln, Hände ringen, Oberkörper vor und zurückschaukeln	0	1	2	3	x

Pain Assessment in Impaired Cognition (PAIC 15)		Überhaupt nicht	Geringfügig	Mäßig	Stark	Nicht bewertbar
Verhalten	**Erklärungen**					
VOKALISATION						
Verwendung von Worten, die Schmerz ausdrücken	Verwendung von Schmerzwörtern wie „aua", „oweh", „autsch" oder „das tut weh"	0	1	2	3	x
Schreien	Laute mit sehr lauter und/oder schriller Stimme äußern	0	1	2	3	x
Stöhnen	Einen tiefen, unartikulierten Laut von sich geben	0	1	2	3	x
Murmeln/Nuscheln	Worte oder Laute undeutlich äußern	0	1	2	3	x
Klagen	Ausdrücken, dass man unglücklich ist, leidet, sich nicht wohl fühlt und/oder Schmerzen hat	0	1	2	3	x
	SUMME =					

In welcher Situation haben Sie die Person beobachtet?

☐ In Ruhe
☐ Während einer Tätigkeit des täglichen Lebens, bitte beschreiben Sie diese:

____

☐ Während einer geführten Bewegung, bitte beschreiben Sie diese:

____

12 Glossar

Akuter Schmerz
: Schmerz, der durch Verletzungen oder Erkrankungen von Körpergewebe hervorgerufen wird und durch Nozizeption (s. u.) vermittelt wird. Er ist in der Regel auf den Ort der Schädigung begrenzt, hat Signal- und Warnfunktion und klingt nach der Beseitigung der Schädigung wieder ab.

Allodynie
: Schmerzempfindungen bei sonst zu schwachen und nicht schmerzhaften Reizen.

Chronische Schmerzen
: Immer wiederkehrender oder langanhaltender Schmerz (länger als mindestens 3 Monate), bei dem häufig keine Beziehung mehr zwischen dem Ausmaß der körperlichen Schädigung und dem Schmerzerleben besteht und der Schmerz zu einem eigenständigen Krankheitssyndrom geworden ist.

Diathese-Stress-Modell
: Ein Modell, das annimmt, dass Reaktionen auf schmerzhafte Reize von prädispositionellen Faktoren mitbestimmt werden (z. B. Genetik, frühere Erfahrungen, Persönlichkeit). Nach diesem Modell sind sowohl noxische Reize als auch die Prädispositionen nötig, um chronische Schmerzerkrankungen hervorzurufen.

Extinktion
: Abschwächung einer konditionierten Reaktion oder ihrer Auftretenswahrscheinlichkeit in Folge von Nicht-Verstärkung.

Habituation
: Reduzierung der Intensität einer Reaktion (physiologisch, behavioral oder subjektiv), wenn derselbe Stimulus wiederholt dargeboten wird.

Hyperalgesie
: Erhöhte Schmerzempfindung auf einen normalerweise schmerzhaften Reiz.

Katastrophisieren
: übertrieben negative, sehr emotionale und teilweise dramatisierende Bewertung von Schmerz. Selbst Kleinigkeiten werden als ernsthafte Probleme gesehen.

Kortikale Reorganisation
: Die kortikale Erregungsmöglichkeit durch Nervenimpulse verändert sich mitunter nach einer Schädigung, so dass auch kortikal benachbarte Gebiete später durch Stimulation eines Körperteiles erregt werden können. Beispielsweise wandert die Erregungsmöglichkeit aus anderen Körperteilen in das kortikale Areal ein, das zuvor für ein amputiertes Körperglied zuständig war.

Neuronale Plastizität
: Ständiger nozizeptiver und neurogener Input führen zu strukturellen oder funktionalen Veränderungen, welche die Schmerzwahrnehmung verändern und zu chronischem Schmerz beitragen.

Neuropathischer Schmerz vs. nozizeptiver Schmerz
: Nozizeptiver Schmerz wird überwiegend durch eine Verletzung oder krankheitsbedingte Schädigung von Körpergewebe ausgelöst. Neuropathischer Schmerz (auch „Nervenschmerzen“ genannt) entsteht hingegen aufgrund von Schädigungen der Nerven selbst im peripheren oder zentralen Nervensystem. Typische klinische Anzeichen neuropathi-

scher Schmerzen sind ein dauerhaft brennender Schmerz, eine Überempfindlichkeit gegenüber Berührungen oder plötzlich auftretende Schmerzattacken.

Noxischer Reiz

Ein Reiz, der in der Lage ist, Nozizeption auszulösen.

Nozizeption

Aktivierung von schmerzweiterleitenden Neuronen durch thermische, mechanische oder chemische Reize. Diese Neuronen leiten Informationen über Gewebe- bzw. Nervenschädigungen zum zentralen Nervensystem weiter und führen dort zu ihrer Weiterverarbeitung.

Placebo

Eine Substanz oder eine Behandlung, welche keinen therapeutischen Effekt hat, der über Erwartungen und erlernte Reaktionen hinausgeht. Wird oft als Kontrollbedingung in Studien verwendet, um die Erwartungshaltungen der Versuchspersonen zu kontrollieren und die pharmakologische Wirksamkeit einer bestimmten Maßnahme zu überprüfen.

Psychogener bzw. neurogener Schmerz

Schmerz, welcher überwiegend auf psychologische bzw. neurophysiologische Faktoren zurückgeführt wird, meist ohne erkennbare Schädigungen bzw. Erkrankungen von Körpergewebe.

Schmerz

„Unangenehmes Sinnes- und Gefühlserlebnis, das mit aktueller oder potenzieller Gewebeschädigung verknüpft ist oder mit den Begriffen einer solchen Schädigung beschrieben wird" (Merskey & Bogduk, 1994).

Schmerzpatient

Eine Person, die unter akuten oder chronischen Schmerzen leidet.

Schmerzverhalten

Alle verbalen und nonverbalen Verhaltensweisen eines Menschen, die implizieren, dass die Person Schmerzen hat. Beinhaltet Verhaltensweisen wie Klagen, Stöhnen, Jammern, Körperhaltungen und Gestiken wie Humpeln, Reiben eines schmerzenden Körperteils, Schonhaltungen oder die Einnahme von Schmerzmedikation. Da diese Verhaltensweisen von außen beobachtbar sind, können sie durch kontingente Verstärkung (z. B. soziale Zuwendung) oder das Ausbleiben von Schmerzen (negative Verstärkung) aufrechterhalten werden, selbst wenn keine Gewebsschädigung vorhanden ist.

Sensitivierung

Eine peripher- oder zentralphysiologisch bedingte Erhöhung der Wirkung ein und desselben Reizes bei mehrmaliger Darbietung.

Zentrale Sensitivierung

Erhöhte Erregbarkeit und erhöhtes Antwortverhalten der Neuronen im Rückenmark und Gehirn. Dieser nicht assoziative Lernprozess kann Schmerzen verstärken und dem Chronifizierungsprozess zugrunde liegen bzw. ihn beschleunigen.

Fortschritte der Neuropsychologie

Herausgegeben von A. Thöne-Otto/S. Gauggel/H.-O. Karnath/H. Niemann/B. Suchan

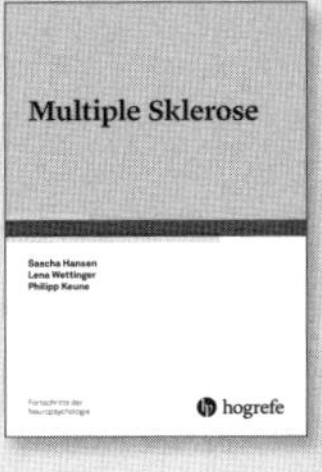

Sascha Hansen/
Lena Wettinger/
Philipp Keune
Multiple Sklerose
Band 23: 2021,
ca. 80 Seiten,
ISBN 978-3-8017-2913-4
Auch als eBook erhältlich

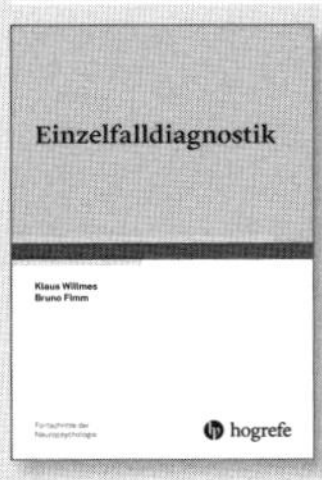

Klaus Willmes/
Bruno Fimm
Einzelfalldiagnostik
Band 21: 2020,
VI/122 Seiten,
ISBN 978-3-8017-2666-9
Auch als eBook erhältlich

Weitere Bände der Reihe:

Band 20: **Neuropsychologie bei Kindern und Jugendlichen**
ISBN 978-3-8017-2835-9

Band 19: **Kognitive Kommunikationsstörungen**
ISBN 978-3-8017-2818-2

Band 18: **Persönlichkeits- und Verhaltensstörungen nach Hirnschädigung**
ISBN 978-3-8017-2335-4

Band 17: **Störungen der Krankheitseinsicht**
ISBN 978-3-8017-2656-0

Band 16: **Fahreignung bei neurologischen Erkrankungen**
ISBN 978-3-8017-2644-7

Band 15: **Demenzen**
ISBN 978-3-8017-1692-9

Band 14: **Beschwerdenvalidierung**
ISBN 978-3-8017-2421-4

Band 13: **Störungen der Exekutivfunktionen**
ISBN 978-3-8017-1761-2

Band 12: **Neuropsychologie von Entwicklungsstörungen schulischer Fertigkeiten**
ISBN 978-3-8017-2245-6

Band 11: **Neuropsychologie schizophrener Störungen**
ISBN 978-3-8017-2175-6

Band 10: **Apraxien**
ISBN 978-3-8017-2265-4

Band 9: **Neuropsychologie der Epilepsien**
ISBN 978-3-8017-1976-0

Band 8: **Neuropsychologie der Alkoholabhängigkeit**
ISBN 978-3-8017-2056-8

Band 7: **Neuropsychologie der Zwangsstörungen**
ISBN 978-3-8017-1733-9

Band 6: **Neuropsychologie der Depression**
ISBN 978-3-8017-1662-2

Band 5: **Visuelle Wahrnehmungsstörungen**
ISBN 978-3-8017-1736-0

Band 4: **Aufmerksamkeitsstörungen**
ISBN 978-3-8017-1749-0

Der Einzelpreis pro Band beträgt
€ 22,95/CHF 29.90.
Im Reihenabonnement je € 15,95/CHF 21.50.

www.hogrefe.com

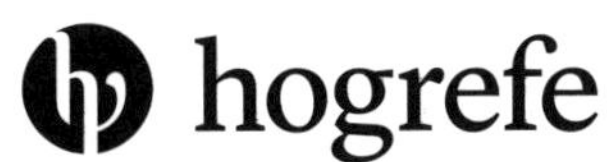